AF452927

BIBLIOGRAPHIA LACTARIA

DEUXIÈME SUPPLÉMENT (1901)

OUVRAGES DU MÊME AUTEUR

Notes sur l'hygiène et la protection de l'enfance, d'après des études faites à Berlin, Saint-Pétersbourg, Moscou, Vienne et Budapest. Paris, 1897, Masson & Cie. 176 p. in-8º.

Quelques observations sur l'alimentation des nouveau-nés et de l'emploi raisonné du lait stérilisé. Paris, O. Doin, 153 p. in-8º.

L'allaitement mixte et l'allaitement artificiel. Paris, 1898, Masson & Cie, 659 p. in-8º.

Les troubles gastro-intestinaux chez les enfants du premier âge. Paris, 1898, Masson & Cie, 276 p. in-8º. (*Thèse.*)

Hygiène de l'allaitement. Paris, 1899, Masson & Cie, 198 p. in-12.

Bibliographia lactaria. Bibliographie générale des travaux parus sur le lait et sur l'allaitement jusqu'en 1899. Préface de M. E. Duclaux, membre de l'Institut, directeur de l'Institut Pasteur. Paris, 1901, O. Doin, xii-584 p. 8º.

Bibliographia lactaria. Premier supplément (année 1900) à la Bibliographie générale des travaux parus sur le lait et sur l'allaitement jusqu'en 1899. Paris, 1901, O. Doin, iv-98 p. 8º.

Pasteurisation et stérilisation du lait. Paris, 1901, O. Doin & Ch. Béranger, 93 p. 12º. (33 fig.)

BIBLIOGRAPHIA LACTARIA

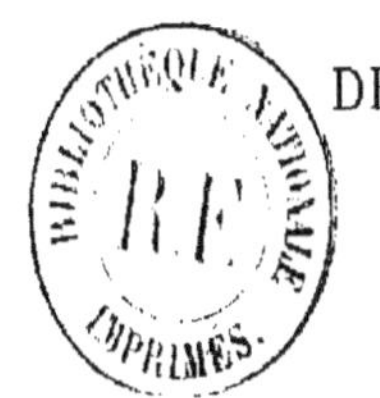

DEUXIÈME SUPPLÉMENT

(*Année 1901*)

A LA

BIBLIOGRAPHIE GÉNÉRALE

DES

TRAVAUX PARUS SUR LE LAIT ET SUR L'ALLAITEMENT

JUSQU'EN 1899

PAR

LE Dr HENRI DE ROTHSCHILD

Lauréat de la Faculté de Médecine.

PARIS

OCTAVE DOIN, ÉDITEUR

8, PLACE DE L'ODÉON, 8

—

1902

Tous droits réservés.

TABLE DES MATIÈRES

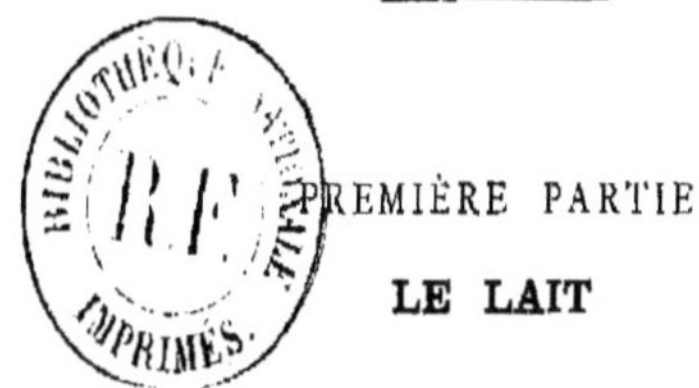

PREMIÈRE PARTIE

LE LAIT

DEUXIÈME PARTIE

ALLAITEMENT

BIBLIOGRAPHIA LACTARIA

DEUXIÈME SUPPLÉMENT (1901)

PREMIÈRE PARTIE

LE LAIT

I. — GÉNÉRALITÉS

1. VALENTINUS (M.-B.). — Medicina nov-antiqua tradens universæ medicinæ cursum, etc. *Francofurti ad Mœnum*, 1713, Imp. Joan. Maximiliani à Saude, 750 p. 4°. (Lac, butyrum, caseus, serum, p. 256-258.) **1713**

2. SHORT (TH.). — Discourses on tea, sugar, milk, made-vines, spirits, punch, tobacco, etc., with plain and useful rules for gouty people. *London*, 1750, T. Longman & A. Millar, x-424 p. 8°. **1750**

3. DUMONCHAUX (P.-J.). — De lacte mammarum et pinguidine. *Duaci*, 1754, 8°. **1754**

4. BRILL (A.). — Medicinæ doctoris observatio de humore lacteo coagulato in placenta humana reperto. *Groningæ*, 1768, L. Huisingh, 11-47 p. 8°. **1768**

5. KRÜNIZ (J.-G.). — Oekonomisch-technische Encyclopädie, oder allgemeines System der Land,- Haus-und Staatswirthschaft in alphabetischer Ordnung. (xc. Theil : Milch & Milchwirthschaft.) *Berlin*, 1773-1858, Pauli, 8°. **1773**

6. SCHEELE. — De lacte ejusque acida. *Nova acta Acad. reg. Sued.*, 1780; (opusc. chemica, II) 101-118. **1780**

7. COLOMBIER. — Du lait considéré dans tous ses rapports. Première partie. *Paris*, 1782, Didot jeune, 283 p. 8°. —*J. de méd. chir., pharm. &c.*, LIX, Paris, 1783; 385-405. **1783**

8. COLOMBIER. — Abhandlung von der Milch, als Nahrungs-und Arzneymittel nach allen ihren Verhältnissen. Aus dem Französischen. (1. Th.) *Leipzig*, 1785, 8°. **1785**

9. VERATTI (J.). — Bemerkungen und Versuche mit Milch. *Crell's chem. Ann.*, Helmstädt & Leipzig, 1785, II; 353-357.

10. MICHAELIS (CHR.-FR.). — Ueber die Milch. Eine harveyische gekrönte Preis- **1787**

1787 schrift der königlichen Gesellschaft der Aerzte zu Edinburg. Aus dem Englischen übersetzt und mit einigen Anmerkungen begleitet von... *Leipzig*, 1787, 178 p. 8°.

1800 11. PARMENTIER & DÉYEUX. — Neueste Untersuchungen und Bemerkungen über die verschiedenen Arten der Milch in Beziehung auf die Chemie, die Arzneikunde und die Landwirthschaft. Aus dem Französischen übersetzt. Herausgegeben von Dr. A. M. Scherer. *Jena*, 1800, J.-G. Voigt, 406 p. 8°.

1825 12. HOOPER (R.). — Lexicon medicum; or medical dictionary. (5. ed.) *London*, 1825, VIII-1297 p. 8°. (Milk : p. 770-773.)

1841 13. QUEVENNE (T.-A.). — Mémoire sur le lait. *Ann. d'hyg.*, 1re s., XXVI, Paris, 1841; 1-125.

14. QUEVENNE (T.-A.). — Deuxième mémoire sur le lait. *Ann. d'hyg.*, 1re s., XXVI, Paris, 1841; 257-380.

1853 15. VERNOIS & BECQUEREL (A.). — Recherches sur le lait. *Ann. d'hyg.*, 1re s., XLIX, Paris, 1853; 253-322.

16. VERNOIS & BECQUEREL (A.). — Recherches sur le lait. Deuxième partie. *Ann. d'hyg.*, 1re s., L, Paris, 1853; 41-147.

1871 17. DAVIES (A.-E.). — Milk. *Food J.*, I, London, 1871; 513-517.

1885 18. LACASSAGNE (A.). — Précis d'hygiène privée et sociale. (3e éd.) *Paris*, 1885, G. Masson, VIII-628 p. 12°. (Des aliments naturels : le lait, p. 469-480.)

1887 19. BESANA (C.). — Latte e latticini, ossia teoria e pratica del caseificio. *Torino*, 1887, 12°. (Encicl. d. arti e ind.)

1888 20. BLYTH (A.-W.). — Foods : their composition and analysis. A manual for the use of analytical chemists and others. With an introductory essay on the history of adulteration. With numerous tables and illustrations. (Part IV. Milk, cream, butter, cheese.) *London*, 1888, Ch. Griffin & Co., XXXI-640 p. 8°.

1889 21. BOND (F.-T.). — Notes on milk. *Gloucester*, 1889, 16 p. 8°.

1892 22. MARTIN (S.-H.-C.). — Food; milk. *In* : MURPHY (S.-F.). A treatise on hygiene and public health. *London*, 1892-1894, J. & A. Churchill, I; 391-492.

1894 23. BOCKAIRY (L.). — Lait, beurre, fromage. *In* : Encyclopédie chimique de Frémy. T. X. Applications de chimie organique : Analyse des matières alimentaires et recherches de leurs falsifications, par Ch. Girard et A. Dupré. *Paris*, 1894, Ve Ch. Dunod, X; 319-399.

24. CAMERON (R.-W.-D.-M.). — The food for the poor : a plea for milk. *San. Jour.*, n. s., I, Glasgow, 1894-95; 428-440.

25. OLIVER (J.). — Milk, cheese and butter. *London*, 1894, 362 p. 8°.

1896 26. YEO (J.-B.). — Food in health and disease. (New ed.) *London, Paris & Melbourne*, 1896, Cassell & Co., VIII-592 p. 12°. (Milk and its derivatives, p. 46-63.)

1897 27. WING (H.-H.). — Milk and its products. *London*, 1897, Macmillan & Co., 8°.

1898 28. THOMPSON (H.). — Food and feeding. With an appendix. (9. ed. enlarged and reviewed.) *London*, 1898, F. Warne & Co., 312 p. 8°. (2 fig.) (Milk, p. 27, 51, 62, 205-211).

1900 29. COWAN (A.-B.). — Milk. *Occident. M. Times*, XIV, San Francisco, 1900; 290-295.

30. Higginson (Ch.-J.). — Food and drugs. A manual for traders and others. *London*, 1900, E. Wilson, xvi-179 p. 8°.   **1900**

31. Hutchinson (R.). — Food and the principles of dietetics. (Chapter vii. Milk.) *London*, 1900, E. Arnold, xviii-548 p. 8°. (With plates & diagr.)

32. Robin (A.). — Les maladies de l'estomac. Diagnostic et traitement. *Paris*, 1900-1901, J. Rueff, 1176 p. 8°. (Lait, p. 253, 454, 495, 524, 538, 609, 778, 833, 965, 988, 993, 1037, 1113.)

33. Tcherventcheff (O.-A.). — (Le lait.) *Med. bessieda*, vi, Vidin, 1900; 462-466.

34. Würtz (A.). — Dictionnaire de chimie pure et appliquée. *Paris*, (s. d.), Hachette, 8°. (Lait : ii, 1re part., 191-202.)

35. Macfarlane (Th.). — Milk, 1900. *Laborat. Inland Revenue Depart. Ottawa, Canada*, Bull. 74, 1901, 13 p. 8°.   **1901**

36. Marcelin (C.). — Le lait. *Bull. d. halles*, Paris, 1 nov. 1901.

37. Przedniewicz. — Le lait complet. *Compt. rend. XIIIe Cong. internat. de méd.*, *Paris, 1900. Sect. de méd. de l'enf.*, Paris, (1901); 117.

38. Rothschild (H. de). — Bibliographia lactaria. Bibliographie générale des travaux parus sur le lait et sur l'allaitement jusqu'en 1899. Préface de M. E. Duclaux. *Paris*, 1901, O. Doin, xii-584 p. 8°.

39. Rothschild (H. de). — Bibliographia lactaria. Premier supplément (année 1900) à la Bibliographie générale des travaux parus sur le lait et sur l'allaitement jusqu'en 1899. *Paris*, 1901, O. Doin, iv-98 p. 8°.

40. Wein. — Milch. Uebersicht der Literatur (über das Jahr 1900). *Maly's Jahresbericht*, xxx, Wiesbaden, 1901; 216-319.

41. X... — Les laits du plateau de Sétif (Algérie). *Ind. lait.*, xxvi, Paris, 1901; 372.

II. — LAIT DE FEMME, DE VACHE, DE CHÈVRE, ETC.

42. Rivière (L.). — La pratique de médecine avec la théorie par..., traduite nouvellement en François par M. F. Deboze. *Lyon*, 1682, J. Certe, 12°. (Lait d'ânesse : 1; 629. — Lait de vache : 1; 198, 537, 630, 635, 721, 882, 918.)   **1682**

43. Schacher (P.-F.). — De lacte virorum ac virginum num illud nutriendo infanti sufficiat. *Lipsiæ*, 1742, 4°.   **1742**

44. Lascazes de Compagne. — Les dangers du maillot et du lait de femme; moyen d'y remédier; avis aux mères. *Paris*, 1778, Laporte, 8°.   **1778**

45. Reuss. — Die Ziegenmilch. *Leipzig*, 1783, 8°.   **1783**

46. Parmentier & Déyeux. — Vergleichende Untersuchung der Frauen,- Kuh,- Ziegen,- Eselinnen,- Schaf-und Stutenmilch. *Crell's chem. Ann.*, 1793, Helmstädt, 1; 273-277, 359-376, 440-484.   **1793**

1794   47. Boysson. — Untersuchungen über die Frauen,- Kuh,- Ziegen,- Eselinnen,- Schaf-und Stutenmilch. *Crell's chem. Ann.*, 1794, Helmstädt, II; 359-367.

48. Stipriaan, Luiscius & Bondt (D.). — Untersuchung und Vergleichung der Frauen,- Kuh,- Ziegen,- Eselinnen,- Schaf-und Stutenmilch, nach ihren physischen und chemischen Eigenschaften. *Crell's chem. Ann.*, 1794, Helmstädt, II; 138-181, 252-285, 347-358.

1795   49. Clarke (J.). — Ueber die Eigenschaften, welche die Aerzte gewöhnlich der Frauenmilch zuschreiben, die Veränderungen, welche sie bey der Verdauung erleidet, und die Krankheiten, welche man bey Kindern aus dieser Quelle ableitet. *Crell's chem. Ann.*, 1795, Helmstädt, I; 179-185.

1886   50. Pfeiffer (E.). — Die Zusammensetzung der menschlichen Milch bei Rachitis der Säuglinge. *Jahrb. f. Kinderh.*, n. F., XXIV, Leipzig, 1886; 248-255.

1887   51. Sée (G.). — Du régime alimentaire. Traitement hygiénique des malades. *Paris*, 1887, A. Delahaye & E. Lecrosnier, VI-744 p. 8°. (8 fig.) (Du lait, du lait de femme, des succédanés du lait de femme, p. 43-51.)

1892   52. Weispfenning (G.). — Ueber die Zusammensetzung der Frauenmilch. *Würzburg*, 1892, P. Schreiner Buchdruck., 22 p. 8°. (*Inaug.-Diss.*)

1893   53. Besana (C.). — Studi sul latte di pecora e sul caseificio pecorino. *Ann. d. r. staz. speriment. di caseificio di Lodi*, (1892). Lodi, 1893, 8°.

54. Holt (L.-E.). — The clinical examination of breast-milk (and discussion). *Arch. Pediat.*, X, New York, 1893; 193-206.

1896   55. Hook (B.). — Milch goats and their management. *London*, 1896, 115 p. 8°. (Illustr.)

1900   56. Abati (G.) & Bernhard (C.). — Die physikalischen Eigenschaften der Kuhmilch. *Centralbl. f. Agrikulturchem.*, XXIX, Leipzig, 1900; 715.

57. Boiret (H.). — Les brebis laitières. *Rev. de l'ind. lait.*, I, Annecy, 1899; (n. 8) 12-15.

58. Brun (L.). — Le lait d'ânesse. *Rev. de l'ind. lait.*, I, Annecy, 1899; (n. 10) 15.

59. Jemma (R.). — Disturbi gastro-intestinali in bambino allevato al seno, dovuti ad eccesso di burro nel latte. *Gazz. d. osp.*, 1900, Milano, II; 1381. — *Arch. de méd. d. enf.*, IV, Paris, 1901; 305.

60. Kohlschmidt. — Untersuchungen über die Milchergiebigkeit des im östlichen Erzgebirge verbreiteten Ziegenschlages. *Centralbl. f. Agrikulturchem.*, XXIX, Leipzig, 1900; 305-309. — *Maly's Jahresbericht*, XXX, Wiesbaden, 1901; 254.

61. Moreau (F.). — Le lait de chèvre. *Rev. de l'ind. lait.*, II, Annecy, 1900; (n.7) 2.

62. Ranke (H. von). — Einiges über Eselmilch als Säuglingsernährungsmittel. *In* : « Festschrift » in honor of Abraham Jacobi. *New York*, 1900, Knickerbocker Press, XIV-496 p. 8°. (Fig.)

63. Rimini (E.). — Il latte ed i latticini di bufala. *Bull. d. r. Accad. med.*, XXVI, Roma, 1900; 231-252. — *Maly's Jahresbericht*, XXX, Wiesbaden, 1901 ; 249-254.

1901   64. Ben Danou. — Le lait de femme et l'élevage des jeunes chiens. *Rev. vét.*, 26° (58°) année, Paris, 1901; 304-306.

65. Benoit (A.). — Le lait de jument. *Rev. de l'ind. lait.*, III, Annecy, 1901, **1901** (n. 12) 5.

66. Besson (A.). — Du lait de chèvre dans l'alimentation des nouveau-nés. *J. d. sc. méd. de Lille*, XXIV, 1901; 11.

67. Cohn (M.). — Ueber Frauenmilch. *Centralbl. f. Kinderh.*, VI, Leipzig, 1901; 126-136.

68. Crépin (J.). — Utilisation de la chèvre à Paris. I. La question du lait dans l'état actuel. *Bull. Soc. nat. d'acclimat. de France*, Paris, 1901; 1-27.

69. Desfosses. — Lait de chèvre et puériculture. (Anal.) *Rev. d'hyg.*, XXIII, Paris, 1901; 945.

70. Edlefsen (G.). — Ueber die Hauptunterschiede zwischen der Kuhmilch und Frauenmilch und den Werth und die Bedeutung der Ersatzmittel für Muttermilch. *München. med. Woch.*, XLVIII, 1901; 7-11.

71. Friedjung (J.-K.). — Vom Eisengehalte der Frauenmilch und seiner Bedeutung für den Säugling. *Arch. f. Kinderh.*, XXXII, Stuttgart, 1901; 58-68. — *Centralbl. f. Kinderh.*, VI, Leipzig, 1901; 308-315.

72. Guénot (E.). — Accidents provoqués chez le nourrisson au sein par l'alcool qu'absorbe sa nourrice. Régime de la nourrice pour les boissons. *Gaz. d. hôp.*, LXXIV, Paris, 1901; 291. — *Arch. de méd. d. enf.*, IV, Paris, 1901; 567. — *Jahrb. f. Kinderh.*, 3. F., IV, Berlin, 1901; 233.

73. Jolles (A.) & Friedjung (J.-K.). — Zur Kenntniss des Eisengehalts der Frauenmilch und seine Bedeutung für den Säugling. *Arch. f. experiment. Pathol. & Pharmmakol.*, XLVI, Leipzig, 1901; 246-260.

74. Kieseritzky (G.). — Ueber Frauenmilchuntersuchungen vom klinischen Standpunkt. *St. Petersburg. med. Woch.*, XXVI, 1901; 19-22. — *Jahrb. f. Kinderh.*, 3. F., IV, Leipzig, 1901; 229.

75. Klemm (R.). — Eselsmilch in der Säuglingspraxis. (Ref.) *München. med. Woch.*, XLVIII, 1901; 1809.

76. Lajoux (H.). — Recherches sur le colostrum de femme; la lactomucine. *J. de pharm. & chim.*, 6e s., XIV, Paris, 1901; 145-151, 197-204. — *Union méd. du Nord-Est*, XXV, Reims, 1901; 125, 142. — *Bull. Acad. de méd.*, 3e s., XLV, Paris, 1901; 695.

77. Leather (J.-W.). — The composition of Indian cows and buffaloes' milk. *Analyst*, XXVI, London, 1901; 40-42.

78. Mullie (G.). — Fréquence de la tuberculose chez la chèvre. Danger de l'usage de son lait non bouilli. *Rev. de l'ind. lait.*, III, Annecy, 1901; (n. 12) 6-9.

79. Nobécourt (P.) & Merklen (P.). — Présence d'un ferment dédoublant le salol dans les organes de l'homme et de divers animaux, ainsi que dans le lait de femme et de chienne. *Compt. rend. Soc. de biol.*, LIII, Paris, 1901; 148. — *Rev. mens. d. mal. de l'enf.*, XIX, Paris, 1901; 138-142.

80. Sauvaitre (Fr.). — Étude physico-chimique du beurre de femme et son identification avec le beurre de vache. *Bordeaux*, 1901, Impr. Y. Cadoret, 64 p. 8°. (*Thèse.*)

81. Sieber (N.). — De la réaction de Oumikoff sur le lait de femme. *Arch. d. sc. biol.*, VIII, St. Pétersbourg, 1901; 360-372. — *Rev. gén. du lait*, I, Lierre, 1901; 35.

82. Simon (G.). — Beitrag zur Kenntniss der Eiweisskörper der Kuhmilch. *Ztschr.*

1901 *f. physiol. Chem.*, XXXIII, Strassburg, 1901 ; 466-541. — *Milchzeitung*, XXX, Leipzig, 1901 ; 83.

83. TARUGI (N.). — Sulla differenza chimica tra il latte umano e animale. *Gazz. d. osp.*, XXII, Milano, 1901 ; 404-406.

84 TOUSSAINT (J.). — Le lait de chèvres de races sélectionnées. Son rôle dans l'allaitement. *Paris*, 1901, C. Naud, 61 p. 8°. (*Thèse.*)

III. — PHYSIOLOGIE

1713 85. TESTUS (L.). — Triga antipodagrica. Sectio I : De saccharo lactis. *In* : VALENTINUS (M.-B.). Medicina nov-antiqua tradens universæ medicinæ cursum, etc. *Francofurli ad Moenum*, 1713, Imp. J. Maximiliani à Sande, 750 p. 4°.

1750 86. DOLDE (J.-J.). — De colostro. *Basilæ*, 1750, 4°. (*Diss.*)

1793 87. DÉYEUX. — Examen comparatif du lait de deux vaches, nourries successivement avec le fourrage ordinaire et celui de maïs. *Ann. de chim.*, XVII, Paris, 1793 ; 320-332.

1827 88. BRANDE. — The decomposition of animal matter ; the composition of blood, milk and bile. *Lancet*, 1827-28, London, II ; 449-453.

1857 89. KLOPSCH. — Untersuchungen über den Uebergang von Arzneimitteln in die Milch. *Breslau*, 1857, 4°. (*Inaug.-Diss.*)

1869 90. FRANK. — (L'influence du régime sur les éléments du lait.) *St. Pétersbourg*, 1869, 8°. (*Thèse russe.*)

1871 91. HUSS (M.). — Beiträge zur Entwickelung der Milchdrüse. *Jena*, 1871, Druck. v. A. Neuenhahn, 26 p. 4°. (2 Taf.) (*Inaug.-Diss.*)

92. KEHRER (F.-A.). — Zur Morphologie des Milchcaseïns. *Arch. f. Gynaek.*, II, Berlin, 1871 ; 1-28.

1877 93. BUCHHOLZ (W.). — Das Verhalten der Colostrumkörper bei unterlassener Säugung. *Göttingen*, 1877, 8°. (*Inaug.-Diss.*)

1880 94. BEAUREGARD (H.) & Galippe (V.). — Guide de l'élève et du praticien pour les travaux pratiques de micrographie. (Chap. XII. Du lait au point de vue microscopique.) *Paris*, 1880, G. Masson, VIII-904 p. 12°. (570 fig.)

95. BERT (P.). — Sur l'origine du sucre de lait. *Compt. rend. Soc. de biol.*, (1878). 6ᵉ s., V, Paris, 1880 ; 258.

1882 96. BARFURTH (D.). — Zur Entwickelung der Milchdrüse. *Bonn*, 1882, C. Georgi, 45 p. 8°. (1 Taf.) (*Inaug.-Diss.*)

1895 97. DUCLERT. — Etude histologique de la sécrétion du lait. *Ann. de l'École d'agricult. de Montpellier* (1893-1894). VIII, 1895 ; 5-70. (3 pl.)

98. Van Slyke (L.-L.). — Effects of drouth upon milk production. *New York* **1896**
Agr. Exp. Stat., Bull. 105, 1896; 131-152.

99. Warington (R.). — The source of milk fat. *J. Roy. Agr. Soc. England*, 3. s., **1898**
IX, London, 1898; 317-322.

100. Boiret (H.). — Influence du travail de la vache sur la production laitière. **1899**
Rev. de l'ind. lait., I, Annecy, 1899; (n. 2) 11-15.

101. Barbera. — La secrezione del latte e la sua composizione chimica durante il **1900**
digiuno prolungato e nella rialimentazione. *Ann. di farmacoterap. & chim. biol.*, III,
Milano, 1900; 456. — *Maly's Jahresbericht*, XXX, Wiesbaden, 1901; 255. (Ref. v. Colasanti.)

102. Heubner (O.). — Neue Beiträge zur Kenntniss der Eiweissstoffe verschiedener
Milcharten (und Disc.). *Verhandl. d. Ver. f. inn. Med.*, XX, Berlin, 1900-1901; 152-155.

103. Hoppe (P.). — Ueber den Einfluss der Melasse als Futtermittel auf Milchsecretion und die Beschaffenheit der Milch. *Ztschr. d. Ver. f. Rübenzuckerind.*, 1900; 713-
762. — *Maly's Jahresbericht*, XXX, Wiesbaden, 1901; 291.

104. Knieriem (H. von). — Ueber den Einfluss der Roggenfütterung auf den
Milchertrag bei Milchkühen. *Landwirth. Jahrb.*, XXIX, Berlin, 1900; 484-523. — *Maly's
Jahresbericht*, XXX, Wiesbaden, 1901; 231.

105. Kobrak (E.). — Beiträge zur Kenntniss des Caseïns der Frauenmilch. *Breslau*,
1900, 24 p. 8°. (*Inaug.-Diss.*)

106. Temesváry (R.). — Ueber den Einfluss der Ernährung auf die Milchabsonderung.
(Ref.) *Centralbl. f. d. med. Wissensch.*, XXXVIII, Berlin, 1900; 688. — *Maly's Jahresbericht*,
XXX, Wiesbaden, 1901; 217.

107. X... — Sur le lait. *Rev. de l'ind. lait.*, II, Annecy, 1900; (n. 10) 5-8.

108. X... — Influence of alcohol on the lacteal secretion. *Dietet. & Hyg. Gaz.*, XVI,
1900; 405.

109. Ackermann (E.). — Ueber gebrochenes Melken. *Chem.-Ztg.*, XXV, Cöthen, **1901**
1901; 1160. (2 Curv.)

110. Basch. — Innervation der Milchdrüse. (Ref.) *München. med. Woch.*, XLVIII,
1901; 1806.

111. Baur. — Einfluss des Roborats auf die Milch stillender Mütter. *Centralbl. f.
Gynaek.*, XXV, Leipzig, 1901; 961-964. — *Centralbl. f. Kinderh.*, VII, Leipzig, 1902; 35.

112. Bienstock. — Ueber den Einfluss erhöhter Temperaturen auf das Caseïn der
Milch. *München. med. Woch.*, XLVIII, 1901; 392.

113. Bordas (F.) & Raczkowski (de). — Effet de la congélation sur le lait. *Compt.
rend. Acad. d. sc.*, CXXXIII, Paris, 1901; 759. — *Rev. gén. du lait*, I, Lierre, 1901; 111.

114. Camus (L.). — Action des injections intraveineuses de lait sur la coagulation
du sang chez les animaux en lactation. *Comp. rend. Soc. de biol.*, LIII, Paris, 1901; 843-
845.

115. Conradi (H.). — Ueber den Einfluss erhöhter Temperaturen auf das Caseïn
der Milch. *München. med. Woch.*, XLVIII, 1901; 175, 488.

116. Danilewsky (A.-J.). — (L'état du phosphate de calcium dans le lait et sur un
nouvel élément du lait.) *Vrach*, XXII, St. Pétersbourg, 1901; 549. — *Ztschr. f. Unters. d.
Nahrungs-& Genussmittel*, IV, Berlin, 1901; 889.

1901 117. Fokker (A.-P.). — Untersuchungen über Heterogenese. IV. Die Granula der Milch. *Groningen*, 1901, P. Noordhoff, 102 p. 8º. (3 Taf.)

118. Grohmann (F.). — Ueber die Beziehungen des specifischen Gewichtes der Kuhmilch zu den sie bildenden Stoffen. *Mitth. d. landwirt. Inst. d. Univ. Leipzig*, II. Heft, Berlin, 1901 ; 55-90. — *Exp. Stat. Rec.*, XIII, Washington, 1901-1902 ; 81.

119. Haffner (E.). — Ueber den Einfluss von Salzen auf die Säuregerinnung der Milch. *Tübingen*, 1901, F. Pietzker, 16 p. 8º. (5 Fig.) (*Inaug.-Diss.*) — *Centralbl. f. Physiol.*, XV, Wien & Leipzig, 1901 ; 207.

120. Hardy (P.). — Composition du lait de vache aux diverses périodes de la traite. *Bull. Assoc. belge d. chimistes*, XV, Bruxelles, 1901 ; 228.—*Ann. de chim. analyt.*, VI, Paris, 1901 ; 392.

121. Hittcher (H.). — Welche Umstände beeinflussen die Menge und den Fettgehalt der Milch ? *Molkerei-Ztg.*, XI, Berlin, 1901 ; 495, 507.

122. Houdet (V.). — Propriétés et action de la présure. *Rev. de l'ind. lait.*, III, Annecy, 1901 ; (n. 2) 9.

123. Ingle (H.). — Solids in cow's milk. The diurnal variations in the amounts of fat and solids-not-fat. *Tr. Highland & Agr. Soc. Scotland*, 5. s., XIII, Edinburgh, 1901 ; 218-236. — *Exp. Stat. Rec.*, XIII, Washington, 1901-1902 ; 279.

124. Jamison & Hertz (F.-A.). — On the film or " skin " of warmed milk and of other proteïd solutions. *J. Physiol.*, XXVII, London, 1901 ; 26-30. — *Centralbl. f. Physiol.*, XV, Wien & Leipzig, 1901 ; 444.

125. Jantzen (F.). — Ueber Bildung von Jodfett in der Milchdrüse. *Centralbl. f. Physiol.*, XV, Leipzig & Wien, 1901 ; 505-511.

126. Keiffer. — Recherches sur l'anatomie et la physiologie de la mamelle. *Obstétrique*, VI, Paris, 1901 ; 385-417. (24 fig.)

127. Kirchner (W.). — Ueber die Vererbung des Fettgehaltes der Milch beim Rinde. *Mitth. d. landwirt. Inst. d. Univ. Leipzig*, II. Heft, Berlin, 1901 ; 129-139. — *Molkerei-Ztg.*, XI, Berlin, 1901 ; 133-145.

128. Koch (B.). — Untersuchungen über den Einfluss der Menge des aufgenommenen Wassers auf die Milchsekretion des Rindes. *J. f. Landwirth.*, XLIX, Berlin, 1901 ; 61-68. — *Exp. Stat. Rec.*, XIII, Washington, 1901-1902 ; 177. — *Ztschr. f. Unters. d. Nahrungs- & Genussmittel*, IV, Berlin, 1901 ; 889.

129. Konuches (G.-B.). — Ueber Veränderungen der Eiweisskörper in Colostrum und Milch. (Ref. v. Walther.) *Maly's Jahresbericht*, XXX, Wiesbaden, 1901 ; 247.

130. Kraus (R.). — Ueber das Vorkommen der Immunhämagglutinine und Immunhämolysine in der Milch. *Wien. klin. Woch.*, XIV, 1901 ; 737.

131. Lingel (A.). — Zur Frage nach dem Einfluss der Kastration auf die Entwickelung der Milchdrüse. *Freiburg i. Br.*, 1901, 8º. (*Inaug.-Diss.*)

132. Lourié (R.-R.). — Contribution à l'étude des éléments figurés du colostrum et du lait. *Arch. de méd. d. enf.*, IV, Paris, 1901 ; 276-281. — *Jahrb. f. Kinderh.*, 3. F., IV, Berlin, 1901 ; 227.

133. Malpeaux (L.) & Dorez (E.). — La production du lait et du beurre. Influence de l'alimentation sur la teneur du lait en matières grasses. *Ann. agronom.*, XXVII, Paris, 1901 ; 561-593.

134. Malpeaux (L.) & Dorez (E.). — La production du lait et du beurre. Variations de la richesse du lait en matière grasse. *Ann. agronom.*, xxvii, Paris, 1901; 449-461. **1901**

135. Martiny (B.). — Untersuchungen über das Verhältniss, in welchem der Fettgehalt der Milch während einer Melkung wächst. *Molkerei-Ztg.*, xi, Berlin, 1901; 577.

136. Morgen (A.). — Fütterungsversuche mit Milchschafen und Ziegen über den Einfluss des Nahrungsfettes auf Menge und Zusammensetzung der Milch. *Molkerei-Ztg.*, xi, Berlin, 1901; 519.

137. Moro (E.). — Biologische Beziehungen zwischen Milch und Serum. *Wien. klin. Woch.*, xiv, 1901; 1073-1077. (2 Fig.) — *Berlin. klin. Woch.*, xxxviii, 1901; 1121.

138. Oefele (von). — Eingriffe in die Milchsekretion in historischer Beleuchtung. *Heilkunde*, v, Berlin & Wien, 1901; Heft 11. — *Centralbl. f. Gynaek.*, xxv, Leipzig, 1901; 1334.

139. Oppenheimer (K.). — Ueber die Zersetzung des Eiweiss beim Kochen. *Deut. med. Woch.*, xxvii, Leipzig, 1901; 105. — *Rev. gén. du lait*, i, Lierre, 1901-1902; 35.

140. Petersen (N.). — Einige dänische Ermittelungen über Umstände, von denen die Milchergiebigkeit der Kühe abhängt. *Molkerei-Ztg.*, xi, Berlin, 1901; 422.

141. Richmond (H.-D.) & Richmond (S.-O.). — The physical state in which fat exists in cream. *Analyst*, xxvi, London, 1901; 117-123. — *Exp. Stat. Rec.*, xiii, Washington, 1901-1902; 280.

142. Roger (G.-H.). — Les maladies infectieuses. *Paris*, 1902, Masson & Cie, xiv-1520 p. 8º. (Passage dans le lait des substances toxiques et des substances vaccinantes; p. 258, 1203, 1204, 1341.)

143. Sabbatini (L.). — (Calcium und Trijodcitrat bei der Gerinnung des Bluts, der Lymphe und der Milch.) (Ref. von Colasanti.) *Maly's Jahresbericht*, xxx, Wiesbaden, 1901; 143.

144. Sedelien (J.). — Die beim Erhitzen der Milch eintretenden Veränderungen. *Chem.-Ztg.*, xxv, Cöthen, 1901; 293, 307.

145. Skov (M.). — Nogle Undersögelser over Mælkefedmens Stigning under Malkningen (Recherches sur l'augmentation du lait en matière grasse pendant la traite). *Mælkeri-Tid.*, xiv, Kjobenhavn, 1901; 789-794.

146. Steinegger (R.). — Die Beschaffenheit der Milch in den einzelnen Teilen des Gemelkes. *Molkerei-Ztg.*, xi, Berlin, 1901; 218.

147. Steiner (R.). — Beiträge zur Kenntniss des Einflusses der Pasteurisierung auf die Beschaffenheit der Milch und auf den Butterungsprozess. *Milchzeitung*, xxx, Leipzig, 1901; 401, 435. — *Rev. gén. du lait*, i, Lierre, 1901-1902; 140.

148. Tiemann (H.). — Untersuchungen über die Leistungsfähigkeit resp. über Milch-und Fettgehaltserträge von Kühen einer reingezüchteten Simmenthaler Herde, sowie einer reingezüchteten Holländer Herde. *Milchzeitung*, xxx, Leipzig, 1901; 145-147.

149. Vildermann. — Action galactogène du lait. *Arch. de méd. d. enf.*, iv, Paris, 1901; 391-406.

IV. — PATHOLOGIE

1784 150. Behrendt. — Abhandlung von den Versetzungen der Milch. (Aus dem Latein.) *Leipzig*, 1784, 8°.

1839 151. Huzard fils. — Rapport sur la maladie aphtheuse du bétail. (Chapitre ii. Du lait des vaches malades.) *Ann. d'hyg.*, 1re s., xxii, Paris, 1839; 269-302. (1 pl.)

1846 152. Chevallier, Cottereau & Bayard. — Suspicion d'empoisonnement par du lait. Analyse chimique et rapport. *Ann. d'hyg.*, 1re s., xxxv, Paris, 1846; 139-149.

1862 153. Mackay (A.-E.). — Empoisonnement par du lait de chèvres qui avaient mangé d'une euphorbe (*euphorbia helioscopia*). (Trad.) *Ann d'hyg.*, 2e s., xviii, Paris, 1862; 465-467.

1882 154. Neelsen (F.). — Studien über blaue Milch. *Breslau*, 1880, Druck v. R. Nischkowsky, 63 p. 8°. (1 Taf.) (*Habilit.-Schrift.*) — *Maly's Jahresbericht*, xi, Wiesbaden, 1882; 174.

1887 155. Estcourt (C.). — Analyses of decomposed milk. *Analyst*, xii, London, 1887; 224.

156. Vaughan (V.-C.). — The prevention of cholera infantum and kindred diseases, and of poisoning by cheese, milk, etc. *San. Jour.*, xi, Glasgow, 1887-88; 170-173.

1889 157. Grotenfelt (G.). — Studien über die Zersetzungen der Milch. i. Ueber rothe Milch. ii. Ueber die Virulenz einiger Milchsäurebakterien. *Fortschr. d. Med.*, vii, Berlin, 1889; 41, 121. — *Jahrb. f. Kinderh.*, n. F., xxxi, Leipzig, 1890; 191.

1893 158. Heaton (C.-W.), Dyer (B.), Smetham (A.) & Al. — Various papers on abnormal milk. *Analyst*, xviii, London, 1893; 1-6.

1895 159. Rotch (T.-M.). — Chemical and pathological caracteristics of milk. *Med. & Surg. Reporter*, lxxii, Philadelphia, 1895; 7. — *Arch. Pediat.*, xii, Philadelphia, 1895; 377.

1899 160. Leroy. — Le bleuissement du lait. *Rev. de l'ind. lait.*, i, Annecy, 1899; (n. 5) 6-8.

161. Sallaz (J.). — Les odeurs du lait. *Rev. de l'ind. lait.*, i, Annecy, 1899; (n. 3) 2.

1900 162. Harding (H.-A.), Rogers (L.-A.) & Smith (G.-A.). — Notes on some dairy troubles. Introductory. Flavor in milk and its products. i. Fishy flavor in milk, etc. *New York Agr. Exp. Stat.*, Bull. 183, 1900; 173-193.

163. Knuth. — Ein Beitrag zur Feststellung der Eutertuberkulose und der Frage der Virulenz der Milch eutertuberkulöser Kühe. *Ztschr. f. Fleisch-& Milchhyg.*, x, Berlin, 1900; 168-171.

1901 164. Henzold. — Beiträge zur Kenntniss der langen Wei. *Milchzeitung*, xxx, Leipzig, 1901; 622. — *Rev. gén. du lait*, i, Lierre, 1901-1902; 40-42.

165. Rabinowitsch (L.). — Die Infektiosität der Milch tuberculöser Kühe, die **1901** Sicherstellung der bakteriologischen Diagnose, sowie die praktische Bedeutung des Tuberculins für die Ausrottung der Rindertuberculose. *Ztschr. f. Hyg.*, xxxvii, Leipzig, 1901 ; 439-449.

V. — ANALYSE

166. Desbois de Rochefort. — Observations sur deux articles insérés par **1773** M. Rouelle, dans les journaux de médecine, mois de mai et juillet 1773, dans lesquels il fait connaître l'existence de l'alcali minéral dans le lait et dans le sang. *J. de méd., chir., pharm. &c*, xi., Paris, 1773 ; 374-376.

167. Rouelle. — Réponse aux observations de M. Desbois de Rochefort sur l'analyse du lait etc. *J. de méd., chir., pharm. &c*, xi, Paris, 1773 ; 547-559.

168. Hermbstædt. — Untersuchung der sauren Erde, welche man bei der Behand- **1784** lung des Milchzuckers mit Salpetersäure erhält. *Crell's chem. Ann.*, 1784, Helmstädt & Leipzig, ii ; 509-518.

169. Geauty. — Gerinnung und Wiederherstellung der Milch. *Gren's J. d. Physik*, **1791** iv, 1791 ; 262.

170. Sage (B.-S.). — Analyse du lait de vache, suivie de la liste chronologique des **1820** ouvrages publiés dans l'espace de cinquante ans par... *Paris*, 1820, Impr. P. Didot l'ainé, 21 p. 8°.

171. Lassaigne (J.-L.). — Examen chimique du lait pendant la maladie qui a régné **1839** épizootiquement sur les vaches, dans les mois de décembre et de janvier. *Ann. d'hyg.*, Ire s., xxii, Paris, 1839 ; 213.

172. Lassaigne (J.-L.). — Dictionnaire des réactifs chimiques employés dans toutes les expériences faites dans les cours publics et particuliers, etc. (Avec tableau chrôma- scopique). *Paris*, 1839, Béchet jeune, iv-800 p. 8°. (Lait, p. 514.)

173. Monier (E.). — Mémoire sur l'analyse du lait et des farines par les méthodes **1858** volumétriques. *Paris*, 1858, H. Asselin, 12 p. 8°.

174. Trommer. — Ueber die Prüfung der gewöhnlichen Kuhmilch auf Eiweiss. *Deut. Klinik*, x, Berlin, 1858 ; 409.

175. Pavesi (A.) & Rotondi (E.). — Di un metodo pratico per determinare il grado **1874** di acidità del latte. *Gazz. chim. ital.*, iv, Palermo, 1874 ; 194.

176. Normandy (A.). — The commercial handbook of chemical analysis, etc. New **1875** edition enlarged and to a great extent rewritten by H. M. Noad. *London*, 1875, Lockwood & Co., xvi-480 p. 12°. (Milk, p. 263-271.)

177. Wanklyn. — Milk analysis and the government adulteration act. *San. Rec.*, ii, London, 1875 ; 230.

1876   178. Besana (C.). — Manuale di chimica applicata al caseificio. *Milano*, 1876, C. Brigola, 8º.

179. Muter. — Note on a simple method for estimating the value of commercial samples of salicylic acid and its detection in milk and similar organic solutions. *Analyst*, I, London, 1876-77 ; 193-195.

1878   180. Blyth (A.-W.). — On the fatty metamorphosis of the albuminoïds in milk and cheese. *Analyst*, III, London, 1878; 230-235.

181. Méhu (C.). — Traité pratique et élémentaire de chimie médicale appliquée aux recherches cliniques. (Chapitre v. Lait.) *Paris*, (2ᵉ éd.) 1878, P. Asselin, viii-592 p. 12º. (Fig.)

182. Riche. — Recherche de petites quantités de manganèse et recherche de ce métal dans le sang, dans le lait et dans l'urine. *J. de pharm. & chim.*, 4ᵉ s., xxvii, Paris, 1878; 538. — *Bull. Acad. de méd.*, 2ᵉ s., vii, Paris, 1878; 38.

183. Richet (Ch.). — De la fermentation lactique du sucre de lait. *Compt. rend. Acad. d. sc.*, LXXXVI, Paris, 1878; 550.

1879   184. Smith (A.). — A rapid milk-tester. *San. Rec.*, IX, London, 1879; 348.

1881   185. Soxhlet (F.). — Aërometric method for the estimation of fat in milk. (Fig.) *Chem. News*, LXIII, London, 1881; 101, 111.

1884   186. Besana (C.). — Acidimetro pel latte. *Ann. d. r. staz. speriment. di caseificio di Lodi*, (1883). Lodi, 1884, 8º.

1885   187. Hill (A.). — Remarks on sewage farm milk and butter. *Analyst*, x, London, 1885; 135-139.

188. Schmelck (L.). — (Analyse de 100 échantillons de lait prélevés chez des laitiers de Christiania pendant l'été de 1884.) *Tidsskr. f. prakt. Med.*, v, Christiania, 1885; 212.

189. Stones (A.-W.) & Bodmer (A.-R). — Determination of mixtures of milk-sugar and cane-sugar. *Chem. News*, LI, London, 1885 ; 193.

1886   190. Besana (C.). — La costituzione fisico-chimica del latte secondo gli ultimi studi. *Ann. d. r. staz. speriment. di caseificio di Lodi*, (1885). Lodi, 1886, 8º.

191. Besana (C.). — Studi sull' azione del presame sul latte scaldato ad alta temperatura. *Ann. d. r. staz. speriment. di caseificio di Lodi*, (1885). Lodi, 1886, 8º.

192. Hehner, Muter & al. — Discussion on milk analysis and standards. *Analyst*, xi, London, 1886 ; 2-11, 62-66.

193. Vaughan (V.-C.). — Tyrotoxicon : its presence in poisonous ice cream and its development in milk. *Analyst*, xi, London, 1886 ; 230-233.

194. X... — Tyrotoxicon : its presence in poisonous ice cream and its development in milk. *Analyst*, xi, London, 1886; 213-216.

1887   195. Johnstone (W.). — The substitution of asbestos cloth for blotting paper in Mr. Adams' modification of Mr. Abraham's process of milk analysis. *Analyst*, xii, London, 1887; 234.

196. Macdougald (G.-D.). — Some notes on milk analysis. *San. Jour.*, xi, Glasgow, 1887-88 ; 306.

197. Vieth (P.). — Easy methods for the examination of milk. *London*, 1887, Aylesbury Dairy Co., 8º.

198. WILEY (H.-W.). — The polarisation of milk. *Analyst*, XII, London, 1887; **1887**
174, 195.

199. HEHNER (O.) & RICHMOND (H.-D.). — Society of Public Analysts' method of **1888**
milk analysis. Fat calculated from specific gravity and total solids. *Analyst*, XIII, London, 1888; 32-36.

200. VIETH (P.). — On the composition of milk products. *Analyst*, XIII, London, 1888; 46-49.

201. VIETH (P.). — On the relation between specific gravity, fat and solids in milk. *Analyst*, XIII, London, 1888; 49-51.

202. VIETH (P.). — Notes on the estimation of milk-sugar in milk by means of the polariscope. *Analyst*, XIII, London, 1888; 63.

203. BENNETT & DAVENPORT. — Milk analysis. *Analyst*, XIV, London, 1889; 209. **1889**

204. PARSONS (CH.-L.). — A new volumetric method for the estimation of fat in milk, skimmed milk, butter-milk and cream. *Analyst*, XIV, London, 1889; 181-187.

205. VIETH (P.). — On the composition of milk and milk products. *Analyst*, XIV, London, 1889; 69-72.

206. THORPE (T.-E.). — A dictionary of applied chemistry. *London*, 1890, Long- **1890**
mans, Green & Co., 3 vol. 8º. (Milk, II; 601-608.)

207. VIETH (P.). — On the composition of milk and milk products. *Analyst*, XV, London, 1890; 44-48.

208. STOKES (A.-W.). — Fat-extraction from milk-solids. *Analyst*, XVI, London, **1891**
1891; 92.

209. VIETH (P.). — On the composition of milk and milk products. *Analyst*, XVI, London, 1891; 61.

210. VIETH (P.). — Fat-extraction and fat-calculation in milk analysis. *Analyst*, XVI, London, 1891; 203.

211. RICHMOND (H.-D.). — A rapid method of milk analysis. *Analyst*, XVII, Lon- **1892**
don, 1892; 50.

212. SENGER (E.). — Ueber den Werth der zur Erkennung fremder Fette (Oleo-Margarin, Kunstbutter, Kunstbutterschmalz, Schweinefett, u. s. w.) in dem Milchbutterfett in Anwendung befindlichen Methoden. *Postdam*, 1892, 33 p. 8º. (1 Taf.) (*Inaug.-Diss.*, Erlangen.)

213. VIETH (P.). — On the composition of milk and milk products. *Analyst*, XVII, London, 1892; 62.

214. LEFFMANN (H.). — Analysis of milk. *London*, 1893, 92 p. 8º. **1893**

215. LEFFMANN (H.) & BEAM (W.). — Analysis of milk and milk products. *Philadelphia*, 1893, Blakiston, Son & Co., 89 p. 8º.

216. BEVAN (E.-J.). — The loss of total solids in milk on keeping. *Analyst*, XIX, **1894**
London, 1894; 241.

217. LANCE (C.-C.). — Milk testing and payment for milk by results. (2. ed.) *Melbourne*, (1894), Tytherleigh & Bayne, 8º.

218. RICHMOND (H.-D.). — The composition of milk and milk products. *Analyst*, XIX, London, 1894; 73.

1894   219. RICHMOND (H.-D.) & BOSELEY (K.). — The Leffmann-Beam method for fat estimation in milk. *Analyst*, XIX, London, 1894; 62.

1895   220. BÉCHAMP. — Sur les altérations du lait soumis à la coction. *Compt. rend. Assoc. p. l'avanc. d. sc.*, (24e sess., Bordeaux, 1895). Paris, 1895; (1re part.) 250.

221. BLYTH (A.-W.). — The identification and estimation of carbohydrates in milk. *Analyst*, XX, London, 1895; 121.

222. CAMERON (C.-A.). — Note on unusual specimens of milk. *Analyst*, XX, London, 1895; 111.

223. LIVERSEEGE (J.-F.). — The composition of milk, and the conditions affecting it, as shown by Dr. Bell's analyses. *Analyst*, XX, London, 1895; 7.

1896   224. LEONARD (N.) & SMITH (H.-M.). — The relative composition of milk, cream and skim-milk. *Analyst*, XXI, London, 1896; 283.

225. VAN DER LAAN (R.). — Chemisch-physische onderzockingen der melk (Recherches physico-chimiques sur le lait). *Utrecht*, 1896, 8°. (*Acad. præfschr.*)

226. WILEY (H.-W.) & EWELL (E.-E.). — Determination of lactose in milks by double dilution and polarization. *Analyst*, XXI, London, 1896; 182.

1898   227. ALLEN (A.-H.). — Commercial organic analysis. Volume IV. Proteids and albuminous principles, proteoïds or albumoïds. Milk. *London*, 1898, J. & A. Churchill, 579 p. 8°.

1899   228. DEFRANOUX (A.). — Le contrôle du lait. *Rev. d. l'ind. lait.*, I, Annecy, 1899; (n. 4) 4-7. (2 fig.)

229. DICKSON (D.). — Richesse du lait en matière grasse. *Rev. de l'ind. lait.*, I, Annecy, 1899; (n. 12) 9-13.

230. PEARMAIN (T.-H.) & MOOR (C.-G.). — Aids to the analysis of food and drugs. (2. ed.) *London*, 1899, Baillière, Tindall & Cox, 206 p. 12°. (Milk, butter, cheese, p. 5-61.)

231. SALLAZ (J.). — Procédés de vérification des laits à l'usage des fruitières. *Rev. de l'ind. lait.*, I, Annecy, 1899; (n. 7) 2-5. (1 fig.)

232. SALLAZ (J.). — L'acidimètre et le contrôle du lait. *Rev. de l'ind. lait.*, I, Annecy, 1899; (n. 11) 1.

1900   233. BOIRET (H.). — Richesse du lait en matière grasse dans la Haute-Savoie. *Rev. de l'ind. lait.*, II, Annecy 1900; (n. 1) 4-6.

234. ECKLES (C.-H.). — Cream testing. *Iowa Agr. Exp. Stat.*, Bull. 52, 1900; 31-42. — *Exp. Stat. Rec.*, XII, Washington, 1900-1901; 882.

235. EICHLOFF (R.). — Ueber die Storch'sche Reaktion auf gekochte Milch. *Molkerei-Ztg.*, X, Berlin, 1900; 271.

236. FASCETTI (G.). — Sull'apprezzamento del latte e della crema. *Ann. d. r. staz. speriment. di caseificio di Lodi*, (1900). 1901; 72-81.

237. JORDAN (W.-H.) & SMITH (G.-A.). — Inspection of Babcock milk test bottles. *New York Agr. Exp. Stat.*, Bull. 178, 1900; 99-103.

238. LLOYD (F.-J.). — The analysis of sour milk. *J. British Dairy Farmers' Assoc.*, XV, London, 1900; 98-105.

239. LYTHGOE (H.-C.). — A rapid method for the detection of « aniline orange »

in milk. *J. Am. Chem. Soc.*, xxii, Easton, Pa., 1900; 813. — *Analyst*, xxvi, London, **1900**
1901; 127.

240. Peter (A.-M.) & Curtis (H.-E.). — Inspection and analyses of foods. *Kentucky Agr. Exp. Stat.*, Bull. 86, Lexington, 1900, 51 p. 8°.

241. Ramstad (R.). — Investigations of milk from mountain pastures. (Anal. by F. W. Woll). *Exp. Stat. Rec.*, xii, Washington, 1900-1901; 590.

242. Süss (P.). — Ueber den Salicylsäure-Nachweis in der Milch. *Pharmaceut. Centralbl.*, xli, Dresden, 1900; 737.

243. Tecce (E.). — Qualità fisico-chimiche del latte nella città di Napoli. *Riforma vet.*, iii, Napoli, 1900; 254.

244. Alphen (G.). — Nos connaissances sur l'analyse des matières grasses. *Ind.* **1901** *lait.*, xxvi, Paris, 1901; 204.

245. Bach (O.). — Ueber Milchuntersuchungen und Milchkontrolle auf Schmutzgehalt. *Molkerei-Ztg.*, xi, Berlin, 1901; 15, 26. — *Rev. gén. du lait*, i, Lierre, 1901-1902; 92.

246. Behrend. — Zweiter Bericht über die im technologischen Institut Hohenheim für Molkereien des Landes ausgeführten Milchuntersuchungen. *Milchzeitung*, xxx, Leipzig, 1901; 579.

247. Bernstein. — Die Prüfung der erhitzten Milch. *Ztschr. f. Fleisch-& Milchhyg.*, xi, Berlin, 1901; 80. — *Exp. Stat. Rec.*, xiii, Washington, 1901-1902; 83.

248. Biltéryst (A.). — Le formol dans le lait. *Ann. de chim. analyt.*, vi, Paris, 1901; 253.

249. Blyth (M.-W.). — Detection and estimation of preservatives in milk. *Analyst*, xxvi, London, 1901; 148-151. — *Exp. Stat. Rec.*, xiii, Washington, 1901-1902; 280.

250. Bœggild (B.). — Analyser af Kjaernemælk. *Mælkeri-Tid.*, xiv, Kjobenhavn, 1901; 457-463.

251. Bokorny (Th.). — Einige vergleichende Bemerkungen über die spontane und die durch Lab bewirkte Milchgerinnung. Milchsäureferment und Labferment. *Molkerei-Ztg.*, xi, Berlin, 1901; 38. — *Chem.-Ztg.*, xxv, Cöthen, 1901; 3. — *Ztschr. f. Unters. d. Nahrungs-& Genussmittel*, iv, Berlin, 1901; 907. — *Centralbl. f. Bakteriol.*, 2. Abth., vii, Jena, 1901; 437.

252. Bouska (F.-W.). — Variation in milk tests. *Hoard's Dairyman*, xxxii, 1901; 512.

253. Braun (R.). — Die Bestimmung des Milchzuckers mit dem Wollnyschen Milchfettrefraktometer im Vergleich zu den analytischen und polarimetrischen Bestimmungs-Methoden. *Milchzeitung*, xxx, Leipzig, 1901; 578, 596, 613. (4 Abbild.)

254. Bremer (H.). — Die Vorprüfung der Molkereiprodukte auf Verfälschung mit Margarine durch die Sesamölreaktion. *Pharmaceut. Ztg.*, xlvi, Berlin, 1901; 757.

255. Carson (J.). — Germ-free invalid milk; and germ-free motherised milk (crystal brook brand). *Lancet*, London, 1901, i; 1477.

256. Dubois (A.). — Analyse, et conservation des laits destinés à l'analyse. *Rép. de pharm.*, 3e s., xiii, Paris, 1901; 12-15. — *Ann. de chim. analyt.*, vi, Paris, 1901; 20-23 — *J. de pharm. & chim.*, 6e s., xiii, Paris, 1901; 34. — *Ztschr. f. Unters. d. Nahrungs-& Genussmittel*, iv, Berlin, 1901; 894.

1901

257. DUNBAR & FARNSTEINER. — Ergebnisse der Milch-und Butteruntersuchungen in Hamburg. *Milchzeitung*, XXX, Leipzig, 1901; 273, 306.

258. FISCHER (E.). — Ueber die Hydrolyse des Caseïns durch Salzsäure. *Ztschr. f. physiol. Chem.*, XXXIII, Strassburg, 1901 ; 151-176.

259. FRIANT (H.). — Compte rendu de l'Exposition du pèse-lait tenue à Poligny les 26 et 27 mai 1901. *Ind. lait.*, XXVI, Paris, 1901 ; 251, 259. (5 fig.)

260. GLACE (FR.). — Die Guajakprobe zur Unterscheidung der rohen und gekochten Milch. *Milchzeitung*, XXX, Leipzig, 1901 ; 182. — *Molkerei-Ztg.*, XI, Berlin, 1901 ; 122. — *Ztschr. f. Fleisch-& Milchhyg.*, XI, Berlin, 1901 ; 162. — *Rev. gén. du lait*, I, Lierre, 1901-1902 ; 16.

261. GUTZEIT (E.). — Eine Methode, das specifische Gewicht des Milchplasmas und des Milchfettes in Milch zu bestimmen. *Milchzeitung*, XXX, Leipzig, 1901 ; 513.

262. HANSEN (N.-A.) — Gerbers Apparat til Mejeribrug (L'appareil de Gerber dans l'industrie laitière). *Mælkeri-Tid.*, XIV, Kjobenhavn, 1901 ; 405-408.

263. HARDY (P.). — Composition du lait de vache aux diverses périodes de la traite. *Bull. Assoc. belge d. chimistes*, XV, Bruxelles, 1901 ; 228.

264. HENZOLD (O.). — Nachweis von Formalin in der Milch. *Milchzeitung*, XXX, Leipzig, 1901 ; 629.

265. HITTCHER (H.). — Untersuchung der Milch der Kuhherde der kgl. Domäne Kleinhof-Tapiau im Jahre 1897-1900. *Molkerei-Ztg.*, XI, Berlin, 1901 ; 434, 445.

266. HŒFT (H.). — Ueber die Veränderung der Acidität der Milch beim Erhitzen. *Milchzeitung*, XXX, Leipzig, 1901 ; 103.

267. HŒFT (H.). — Ueber die Prüfung der Milch auf Eisen mittelst Tannin. *Molkerei-Ztg.*, XV, Hildesheim, 1901 ; N. 12. — *Rev. gén. du lait*, I, Lierre, 1901-1902 ; 117.

268. KANISS (A.-W.). — Neue verbesserte Centrifuge zur Milchuntersuchung etc. auf Fettgehalt nach dem Verfahren von Dr. N. Gerber. *Chem.-Ztg.*, XXV, Cöthen, 1901 ; 422.

269. KANISS (A.-W.). — Vereinigung der Milchfettbestimmung mit der Untersuchung auf Wasserzusatz. *Molkerei-Ztg.*, XI, Berlin, 1901 ; 374. — *Milchzeitung*, XXX, Leipzig, 1901 ; 565.

270. KOZAI (Y.). — Weitere Beiträge zur Kenntniss der natürlichen Milchgerinnung. *Ztschr. f. Hyg.*, XXXVIII, Leipzig, 1901 ; 386-410.

271. KÜHN (M.). — Winke zur Behandlung der Milch während der wärmeren Jahreszeit und Verfahren zur Prüfung auf den Säuregrad. *Molkerei-Ztg.*, XI, Berlin, 1901 ; 242.

272. KÜHNAU. — Die Erkennung von gekochter Milch. *Milchzeitung*, XXX, Leipzig, 1901 ; 327.

273. LA WALL (CH.-H.). — The influence of cereal decoctions on the coagulation of milk. *Amer. J. Pharm.*, LXXIII, Philadelphia, 1901 ; 561.

274. LE COMTE (O.). — Du dosage pondéral du beurre dans le lait au moyen du sulfate de soude anhydre. *J. de pharm. & chim.*, 6e s., XIII, Paris, 1901 ; 58-60. — *Répert. de pharm.*, 3e s., XIII, Paris, 1901 ; 60. — *Ann. de chim. analyt.*, VI, Paris, 1901 ; 104. — *Schweiz. Woch. f. Chem. & Pharm.*, XXXIX, Zürich, 1901 ; 131. — *Ztschr. f. Unters. d. Nahrungs-& Genussmittel*, IV, Berlin, 1901 ; 897.

275. LEFFMANN (H.) & BEAM (W.). — Select methods in food analysis. *Philadelphia*, **1901** 1901, P. Blakiston's Son & Co., 383 p. 8º. (53 fig.)

276. LEONARD (N.). — The relation between specific gravity, fat and solids-not-fat in milk. *Analyst*, XXVI, London, 1901 ; 318.

277. LEYS (A.). — Nouvelle réaction de la saccharine et recherche de cette substance dans les produits de laiterie. *Ann. de chim. analyt.*, VI, Paris, 1901 ; 201-206.

278. LEZÉ (R.). — Dosage de la matière grasse dans le lait. *Rép. de pharm.*, 3e s., XIII, Paris, 1901 ; 1-3. — *Ztschr. f. Unters. d. Nahrungs-& Genussmittel*, IV, Berlin, 1901 ; 895.

279. LIVERSEEGE (J.-F.). — Note on the approximate estimation of formaldehyde in milk. *Analyst*, XXVI, London, 1901 ; 151-153.

280. LOUÏSE & RIQUIER. — Calcul de l'écrémage et du mouillage du lait dans les analyses du lait. *Compt. rend. Acad. d. sc.*, CXXXII, Paris, 1901 ; 992-997.

281. MIDDELTON. — Beitrag zur Unterscheidung gekochter und ungekochter Milch. *Hyg. Rundschau*, XI, Berlin, 1901 ; 601.

282. OTT DE VRIES (J.-J.) & BOEKHOUT (F.-W.-J.). — Beitrag zur Kenntniss der Labgerinnung. *Landwirth. Versuchsstat.*, LV, Berlin, 1901 ; H. 3. — *Centralbl. f. Bakteriol.*, 2. Abth., VII, Jena, 1901 ; 927.

283. PANZER (TH.). — Ueber ein gechlortes Caseïn und dessen Spaltung durch rauchende Salzsäure. *Ztschr. f. physiol. Chem.*, XXXIII, Strassburg, 1901 ; 131-150.

284. PETERMANN. — Inconvénients de l'emploi du bichlorure de mercure pour la conservation des échantillons de lait. (Rés.) *Ann. de chim. analyt.*, VI, Paris, 1901 ; 194.

285. PODA (H.). — Ueber Laktodensimeter zum Gebrauch bei geringen Milchmengen. *Ztschr. f. Unters. d. Nahrungs- & Genussmittel*, IV, Berlin, 1901 ; 22. (1 Abbild.)

286. PROELSS. — Ueber Methoden zur schnellen Bestimmung des Fettgehaltes den Milch unter Benutzung von möglichst billigen Apparaten. *Pharmaceut. Ztg.*, XLVI, Berlin, 1901 ; 908.

287. RENNET (D.). — The rapid estimation of fat in milk and of carbonic acid in the atmosphere. *J. State Med.*, IX, London, 1901 ; 181-185.

288. RICHMOND (H.-D.). — The composition of milk. *Analyst*, XXVI, London, 1901 ; 310-318.

289. RIEGLER (E.). — Eine neue sehr empflindliche Reaktion zum Nachweis des Formaldehyds und des Milchzuckers in der Milch. *Pharm. Centralh.*, XLI, Dresden, 1900 ; 769.

290. ROLET (A.). — Du prélèvement des échantillons de lait destinés à l'analyse. *Ind. lait.*, XXV, Paris, 1901 ; 195, 203.

291. ROMANOV. — Un nouveau procédé de maternisation du lait de vache. (Anal.) *Bull. méd.*, XV, Paris, 1901 ; 822.

292. RYN (J.-J.-L. VAN). — On the composition of Dutch butter. *London*, 1901, Baillière, Tindall & Cox, 48-7 p. 8º.

293. SCHEIBE (A.). — Die Bestimmung des Milchzuckers in der Milch durch Polarisation und Reduktion. *Ztschr. f. anal. Chem.*, XIV, Wiesbaden, 1901 ; 1-14. — *Milchzeitung*, XXX, Leipzig, 1901 ; 113-116. — *Rev. gén. du lait*, I, Lierre, 1901-1902 ; 13-16. — *Analyst*, XXVI, London, 1901 ; 127.

1901 294. Schrott-Fiechtl (H.). — Ein neues Laktodensimeter für die Marktmilchcontrole. *Oesterr. Chem.-Ztg.*, iv, Wien, 1901; 177. — *Ztschr. f. Unters. d. Nahrungs- & Genussmittel*, iv, Berlin, 1901; 895.

295. Schütze (A.). — Ueber ein biologische Verfahren zur Differenzirung der Eiweissstoffe verschiedener Milcharten. *Ztschr. f. Hyg.*, xxxvi, Leipzig, 1901; 5-9. — *Rev. gén. du lait*, 1, Lierre, 1901-1902; 34.

296. Sebelien (J.). — Die beim Erhitzen der Milch eintretenden Veränderungen. *Chem.-Ztg.*, xxv, Cöthen, 1901; 293, 307. — *Molkerei-Ztg.*, xi, Berlin, 1901; 170.

297. Siedel (J.) & Hesse. — Ueber Rahmuntersuchungen nach dem Dr. Gerber'schen Verfahren. *Molkerei-Ztg.*, xi, Berlin, 1901; 337, 349, 361.

298. Siegfeld (M.). — Zur Beurtheilung der Butter auf Grund der Reichert-Meissl'schen Zahl. *Ztschr. f. Unters. d. Nahrungs- & Genussmittel*, iv, Berlin, 1901; 433-446.

299. Siegfeld (M.). — Untersuchungen über die Gerber'sche Methode der Milchfettbestimmung. *Hildesheim*, 1901, 8 p. 8°. (Sep.-Abdr. aus Molkerei-Ztg.)

300. Siegfeld (M.). — Ueber den Nachweis einer Erhitzung der Milch. *Milchzeitung*, xxx, Leipzig, 1901; 723.

301. Sommerfeld (P.). — Methods for the examination of milk, translated by A. T. Peters and R. S. Hiltner. *Chicago*, 1901, A. Eger, 96 p. 8°. (7 fig.)

302. Teichert (K.). — Ein interessanter Fall des Vorkommens von Alkohol in der Milch. *Milchzeitung*, xxx, Leipzig, 1901; 148. — *Chem.-Ztg.*, xxv, Cöthen, 1901; (Repert) 107.

303. Thomson (G.-S.). — Milk testing at factories. *J. Agr. & Ind.*, *South Australia*, iv, 1901; 560.

304. Utz (Fr.). — Beiträge zur Milchuntersuchung. *Oesterr. Chem.-Ztg.*, iv, Wien, 1901; 509-510. — *Ztschr. f. Unters. d. Nahrungs-& Genussmittel*, iv, Berlin, 1901; 895.

305. Utz. — Nachweis gekochter und ungekochter Milch. *Pharmaceut. Centralh.*, xlii, Dresden, 1901; 149. — *Ztschr. f. Unters. d. Nahrungs-& Genussmittel*, iv, Berlin, 1901; 899.

306. Uhl & Henzold (O.). — Zum Nachweis von Alkohol in Milch. *Milchzeitung*, xxx, Leipzig, 1901; 181. — *Chem.-Ztg.*, xxv, Cöthen, 1901; (Repert.) 124.

307. Van Ryn (J.-J.-L.). — Untersuchungen über die Ursachen der wechselnden Zusammensetzung der Butter. *Landwirth. Versuchsstat.*, lv, Berlin, 1901; 347-378.

308. Vieth (Ph.). — Milchwagen zum Probemelken. *Molkerei-Ztg.*, xi, Berlin, 1901; 206.

309. Vieth (P.). — Der Gehalt des Butterfettes an flüchtigen Säuren. *Milchzeitung*, xxx, Leipzig, 1901; 177.

310. Vieth (P.). — Die schwankende Zusammensetzung reinen Butterfettes. *Hannover. land-& forstwirth. Ztg.*, liv, 1901; 695-698. (1 Fig.)

311. Wefers-Bettinck (H.). — Nitrite in der Milch. (Ref.) *Ztschr. f. Unters. d. Nahrungs- & Genussmittel*, iv, Berlin, 1901; 897.

312. Wright (A.-A.). — The Babcok test in a Canadian creamery. *Ann. Rep. Dairymen's Assoc. Prov. Ontario*, (1900). Toronto, 1901; 67-70.

313. X... — Prideaux's pure milk casein. *Lancet*, London, 1901, II; 151. **1901**

314. X... — Das Universallaktodensimeter nach H. Schrott-Fiechtl. *Milchzeitung*, XXX, Leipzig, 1901; 180.

315. X... — Neue Abmessvorrichtungen für die Milchfettbestimmungsmethoden nach Babcock und Dr. Gerber. *Milchzeitung*, XXX, Leipzig, 1901 ; 180.

316. X... — Das Universallaktodensimeter nach H. Schrott-Fiechtl. *Milchzeitung*, XXX, Leipzig, 1901 ; 180.

317. X... — Untersuchung der Milch der Kuhherde der königl. Domäne Kleinhof-Tapiau im Jahre 1899-1900. *Milchzeitung*, XXX, Leipzig, 1901 ; 696.

VI. — BACTÉRIOLOGIE

318. NASMYTH (T.-C.). — Microbes in air, water, soils and foods in relation to **1890** infective diseases. *San. Jour.*, XIV, Glasgow, 1890-91 ; 249-263.

319. FREEMAN (R.-G.). — Experiments in bacteriology of the dairy milk. (Abstr.) **1893** *Arch. Pediat.*, X, New York, 1893; 951.

320. KLEIN (E.). — Physiological considerations on the antagonism of microbes. **1894** *Publ. Health*, VII, London, 1894-95; 187.

321. SCHRŒDER. — Presence of tubercle bacilli in milk. *U. S. Depart. Agricult.*, *Bureau Animal Ind.*, Bull. 7, Washington, 1894, 8°.

322. X. — The dangers which lurk in milk. *Med. & Surg. Reporter*, LXX, Philadelphia, 1894 ; 47. — *Arch. Pediat.*, XI, New York, 1894 ; 860.

323. CONN (H.-W.).—Bacteria in the dairy. VI. Experiments in ripening cream with **1895** bacillus n° 41. *Seventh Ann. Rep. Storrs Agr. Exp. Stat.*, (1894). Middletown, 1895; 57-68.

324. CONN (H.-W.). — Bacteria in the dairy. VIII. Cream ripening with pure cultures of bacteria. *Seventh Ann. Rep. Storrs Agr. Exp. Stat.*, (1894). Middletown, 1895; 77-91.

325. CONN (H.-W.). — A year's experience with bacillus n° 41 in general dairying. **1896** *Eighth Ann. Rep. Storrs Agr. Exp. Stat.*, (1895). Middletown, 1896 ; 17-40.

326. CONN (H.-W.). — Bacteria in the dairy. XI. Further experiments in cream **1897** ripening. Flavor, aroma, acid. *Ninth Ann. Rep. Storrs Agr. Exp. Stat.*, (1896). Middletown, 1897 ; 17-43.

327. ESTEN (W.-M.). — Bacteria in the dairy. XII. *Bacillus acidi lactici* and other acid organisms found in American dairies. *Ninth Ann. Rep. Storrs Agr. Exp. Stat.*, (1896). Middletown, 1897 ; 44-52.

1899 328. NELSON (J.). — Fermentation and germ life. *New Jersey Agr. Exp. Stat.*, Bull. 134, 1899, 24 p. 8°. (2 plates)

329. SALLAZ (J.). — Les microorganismes du lait et du fromage. *Rev. de l'ind. lait.*, I, Annecy, 1899; (n. 1) 3-7.

330. SCHWEINITZ (E.-A. DE). — A report upon the examination of milk. *U. S. Depart. Agr., Bureau Animal Ind.*, Rep. 1899. Washington, 1899; 147-153.

1900 331. APPEL (O.). — Der Keimgehalt der Milch. *Molkerei-Ztg.*, XIV, Hildesheim, 1900; 277. — *Exp. Stat. Rec.*, XII, Washington, 1900-1901; 591.

332. BARTHEL (CHR.). — Kortfattad handbok i mejeribakteriologi (La bactériologie dans la laiterie). *Stockholm*, 1900, Nord. Mej. Tidn., 110 p. 8°.

333. BLOCH. — Ueber den Bakteriengehalt von Milchproducten und anderen Nähr-mitteln. *Berlin. klin. Woch.*, XXXVII, 1900; 85.

334. BRUDZINSKI (J.). — Ueber das Auftreten von *Proteus vulgaris* in Säuglingsstühlen nebst einem Versuch der Therapie mittelst Darreichung von Bacterienculturen. *Jahrb. f. Kinderh.*, 3. F., II, Berlin, 1900 (Ergänzungsheft); 469-484.

335. HAMMOND (F.-W.). — Note on examination of milk for tubercle bacilli. *J. Comp. Med. & Vet. Arch.*, XXI, Philadelphia, 1900; 395.

336. JŒRGENSEN (A.). — Micro-organisms and fermentation. *London*, 1900; XIII-318 p. 8°.

337. MAAS (J.). — Ueber das Vorkommen virulenter Tuberkelbacillen in Milch und Milchproducten von perlsüchtigen Kühen und über die Gefahren des Genusses solcher Nahrungsmittel für den Menschen. *Berlin*, 1900, G. Schade, 35 p. 8°. (*Inaug.-Diss.*)

338. RUSSELL (H.-L.) & HASTINGS (E.-G.). — The thermal death point of tubercle bacilli under commercial conditions. *Agr. Exp. Stat. Univ. Wisconsin*, Rep. 1900; 147-170. — *Exp. Stat. Rec.*, XIII, Washington, 1901-1902; 83.

339. SCHIERBECK (N.-P.). — Ueber die Variabilität der Milchsäurebacterien mit Bezug auf die Gärungsfähigkeit. *Arch. f. Hyg.*, XXXVIII, München & Leipzig, 1900; 294-315. (4 Curv.)

340. VAUGHAN (V.-C.) & MC CLYMONDS (J.-T.). — Some bacteriological poisons in milk and milk products. *In*: « Festschrift » in honor of Abraham Jacobi. *New York*, 1900, Kinckerbocker Press, XIV-496 p. 8°.

341. VIRCHOW (C.). — Ueber den Keimgehalt der Eiweiss,- im Besonderen der Milcheiweisspräparate. *Pharmaceut. Ztg.*, XLV, Berlin, 1900; 596.

1901 342. ADAMETZ (L.). — Neue Versuche grösseren Massstabes mit Reinkulturen des *Bacillus nobilis* in der Käsereipraxis. *Wien*, 1901, C. Fromme, 42 p. 8°.

343. BARTHEL (CHR.). — Die Bakteriologie des Meiereiwesens. Ein kurzgefasstes Handbuch für Studierende, praktische Landwirthe, Meier, Meierinnen, etc. Aus dem Schwedischen von J. Kaufmann. Vom Verfasser genehmigte Ausgabe. *Leipzig*, 1901, M. Heinsius Nachf., IV-131 p. 8° (13 Abbild.)

344. BARTHEL (CHR.). & STENSTRÖM (O.). — Beitrag zur Frage des Einflusses hoher Temperaturen auf Tuberkelbacillen in der Milch. *Centralbl. f. Bakteriol.*, I. Abth., XXX, Jena, 1901; 429-433. — *Rev. gén. du lait*, I, Lierre, 1901-1902; 68.

345. BODIN (E.) & LENORMAND (C.). — Note sur la production de caséase par un streptothrix parasite. *Ann. de l'Inst. Pasteur*, XV, Paris, 1901; 279-288.

346. Boyce (R.). — The excretory and tubercular contamination of milk. *Thompson* **1901** *Yates Laborat. Rep.*, iv, Liverpool, 1901 ; 177-183.

347. Caro (O.) & Commino (R.). — Sulla presenza del bacillo tubercolare nel latte di Napoli. *Riv. d'ig.*, xii, Napoli, 1901 ; 190-200.

348. Chodat (R.) & Hofman-Bang (N.-O.). — Les bactéries lactiques et leur importance dans la maturation des fromages. *Ann. de l'Inst. Pasteur*, xv, Paris, 1901 ; 36. — *Rev. gén. du lait*, i, Lierre, 1901 ; 39. — *München. med. Woch.*, xlviii, 1901 ; 686.

349. Conn (H.-W.) & Esten (W.-M.). — Le développement comparatif des différentes espèces microbiennes dans le lait. *Rev. gén. du lait*, i, Lierre, 1901-1902 ; 121-126.

350. Conn (H.-W.) & Esten (W.-M.). — The ripening of cream. *Centralbl. f. Bakteriol.*, 2. Abth., vii, Jena, 1901 ; 743, 769.

351. Connell (W.-T.). — Bacteriology in its relationship to cleanliness in butter and cheese making. *Ann. Rep. Dairymen's Assoc. Prov. Ontario*, (1900). Toronto, 1901 ; 50-53.

352. Cozzolino (O.). — Sull'acidificazione del latte di vacca, di asina, di capra e di donna in presenza del *bacterium coli. Napoli*, 1901, Tip. Tocco, 8º.

353. Cozzolino (O.). — Ueber Säurung von Kuh,- Schaf,- Eselin-und Frauenmilch durch *Bacterium coli commune. Arch. f. Kinderh.*, xxxii, Stuttgart, 1901 ; 211-231.

354. Duclaux (E.). — Traité de microbiologie. Tome iv. Fermentations variées des diverses substances ternaires. (Chap. xxxv. Étude de la crème et du beurre.) *Paris*, 1901, Masson & Cie, iii-768 p. 8º.

355. Eyre (J.). — A new model centrifuge for the bacteriological examination of milk. *J. State Med.*, ix, London, 1901 ; 253-256.

356. Fokker (A.-P.). — Die Entstehung von Milchsäurebazillen aus Granula. *Deut. med. Woch.*, xxvii, Leipzig, 1901 ; 69.

357. Freudenreich (Ed. von). — Ueber einige Versuche mit « Tyrogen » (*Bacillus nobilis* Adametz). *Milchzeitung*, xxx, Leipzig, 1901 ; 497, 531.

358. Freudenreich (Ed. de). — Sur quelques expériences faites avec le « tyrogène » (*bacillus nobilis* Adametz). *Rev. gén. du lait*, i, Lierre, 1901-1902 ; 78, 104.

359. Happich (C.). — Mittheilungen aus der milchwirthschaftlichen Abtheilung der bakteriologischen Station des Veterinärinstituts in Jurjew (Dorpat). *Ztschr. f. Fleisch- & Milchhyg.*, xi, Berlin, 1901 ; 257, 295.

360. Hashimoto (S.). — Zwei neue milchsäurebildende Kugelbakterien. *Hyg. Rundschau*, xi, Berlin, 1901 ; 821-834.

361. Henseval (M.). — Les microbes du lait et l'examen bactériologique du lait stérilisé. *Mouvement hyg.*, 1900 ; 553-560.

362. Hesse (W.) — Ueber die Abtötung der Tuberkelbacillen in 60º C. warmer Milch. *Ztschr. f. Thiermed.*, n. F., v, Jena, 1901 ; 321-325.

363. Houdet (V.). — Les microbes et le lait. *Laiterie*, xi, Paris, 1901 ; 145-149.

364. Klein (E.). — Pathogenic microbes in milk. *J. Hyg.*, i, Cambridge, 1901 ; 78-95. — *Med. Chron.*, 4. s., i, Manchester, 1901 ; 146-148. — *Exp. Stat. Rec.*, xii, Washington, 1900-1901 ; 1080.

365. Kleinschmidt. — Untersuchungen über Tuberkelbacillengehalt der Milch von

1901 Kühen, welche lediglich auf Tuberkulin reagirt haben, klinische Erscheinungen aber noch nicht zeigen. *Hannov. land-& forstwirth. Ztg.*, LIV, 1901 ; 700-702.

366. LAMERIS (J.-F.) & HARREVELT (G.-H. VAN). — Bakterienbefund in Kuhmilch nach abgeheilter Mastitis. *Ztschr. f. Fleisch-& Milchhyg.*, XI, Berlin, 1901 ; 114.

367. LAXA (O.). — Ueber die Spaltung des Butterfettes durch Mikroorganismen. *Arch. f. Hyg.*, XLI, München & Leipzig, 1901 ; 119-151.

368. LEVY & BRUNS. — Ueber die Abtötung der Tuberkelbacillen in der Milch durch Einwirkung von Temperaturen unter 100°.*Hyg. Rundschau*, XI, Berlin, 1901 ; 669-675. — *Centralbl. f. Bakteriol.*, 1. Abth., XXX, Jena, 1901 ; 681.

369. LORENZ (B.). — Chemisch-bakteriologische Untersuchung der in der Stadt Jurjew (Dorpat) zum Verkauf gelangenden Kuhbutter. *Apoth. Ztg.*, XVI, Berlin, 1901 ; 612-614.

370. MACÉ (E.). — Traité pratique de bactériologie. (4e éd.) *Paris*, 1901, J.-B. Baillière & fils, 1196 p. 8°. (338 fig.)

371. MANGIAVILLANI (G.). — Microrganismi in latte di donna in condizioni sane. *Gazz. med. lombarda*, IX, Milano, 1901 ; 361-363.

372. O'CALLAGHAN (M.-A.). — Fishy flavor of butter, the cause and remedy. *Agr. Gaz. New South Wales*, XII, 1901 ; 341-346. (8 fig.) — *Exp. Stat. Rec.*, XIII, Washington, 1901-1902 ; 179.

373. OSTERTAG. — Untersuchungen über den Tuberkelbacillengehalt der Milch von Kühen, welche auf Tuberkulin reagiert haben, klinische Erscheinungen aber noch nicht zeigen. *Ztschr. f. Hyg.*, XXXVIII, Leipzig, 1901 ; 415-457.

374. PARK (W.-H.). — The bacterial condition of city milk and the need of health authorities to prevent the sale of milk containing excessive numbers of bacteria. *J. Boston Soc. M. Sc.*, V, 1901 ; 370-371. — *Exp. Stat. Rec.*, XIII, Washington, 1901-1902 ; 178.

375. POURIAU (A.-F.). — Les microbes du lait et de leur multiplication et de leur fonction. *Ind. lait.*, XXVI, Paris, 1901 ; 75.

376. REED (R.-C.) & WARD (A.-R.). — Concerning the presence of streptococci in the healthy udder of a cow. *J. Boston Soc. M. Sc.*, V, 1901 ; 387.

377. REVIS (C.) & MOORE (E.-W.). — A new method of examining milk for various bacteria. *J. Pathol. & Bacteriol.*, VII, Edinburgh & London, 1901 ; 291-295. (1 fig.)

378. RODELLA (A.). — Ueber die sogenannten säureliebenden Bacillen im Säuglingsstuhle. *Centralbl. f. Bacteriol.*, 1. Abth., XXIX, Jena, 1901 ; 717-724. (1 Taf.)

379. ROGER (G.-H.). — Les maladies infectieuses. *Paris*, 1902, Masson & Cie, XIV-1520 p. 8°. (Action des microbes sur le lait : p. 38, 284, 287, 395, 398, 402, 415, 435, 446, 558.)

380. ROLET (A.). — Le lait centrifugé et les microbes. *Laiterie*, XI, Paris, 1901 ; 161.

381. RUSSELL (H.-L.) & HASTINGS (E.-G.). — Thermal death point of the tubercle bacillus and its relation to the pasteurization of milk. *J. Boston Soc. M. Sc.*, V, 1901 ; 346.

382. SCHÜRMAYER (B.). — Ueber die Bakterienflora von Nährpräparaten. *Deut. med. Ztg.*, XXII, Berlin, 1901 ; 421-424.

383. Smith (E.-D.). — A further report on parasitic invasion of the human milk **1901** ducts. *Amer. Gynaec. & Obst. J.*, xviii, New York, 1901 ; 127.

384. Spolverini (L.-M.). — Sur les ferments solubles du lait et sur les moyens propres à provoquer dans le lait de certains mammifères la présence des ferments qui normalement y font défaut. *Arch. de méd. d. enf.*, iv, Paris, 1901 ; 705-717.

385. Stone (B.-H.). — Bacteriology of milk. *Amer. Cheesemaker*, xv, 1901 ; 1.

386. Thomas (T.-W.). — On the advisability of having milk bacteriologically examined. *J. State Med.*, ix, London, 1901; 165-167.

387. Ward (A.-R.). — *Bacillus lactis viscosus*; a cause of ropiness in milk and cream. *J. Boston Soc. M. Sc.*, v, 1901 ; 386. — *Centralbl. f. Bakteriol.*, i. Abth., xxix, Jena, 1901 ; 495.— *Exp. Stat. Rec.*, xiii, Washington, 1901-1902; 178.

388. Weigmann (H.). — Sur la composition bactériologique et sur l'action de deux agents d'acidification directe de la crème. *Rev. gén. du lait*, i, Lierre, 1901-1902 ; 25, 49.

VII. — HYGIÈNE ET LÉGISLATION

389. Huzard (J.-B.). — Mémoire sur la péripneumonie chronique ou phthisie **1800** pulmonaire qui affecte les vaches laitières de Paris et des environs. (Nouv. éd.) *Paris, an VIII* (1800), Mme Huzard, 87 p. 8º.

390. Tourtelle (E.) — Élémens d'hygiène. 4e édition par J. Bricheteau. *Paris,* **1823** 1823, Rémond, 2 vol. 8º. (ii, chap. 5. Du lait, du beurre, du fromage.)

391. Bouchardat (A.). — Mémoire sur l'hygiène des hôpitaux et hospices civils de **1837** Paris. (Section vi. Du lait.) *Ann. d'hyg.*, 1re s., xviii, Paris, 1837; 37, 296.

392. Chevallier (A.). — Observations sur la vente du lait. *Ann. d'hyg.*, 1re s., **1844** xxxi, Paris, 1844 ; 453-458.

393. Blyth (A.-W.). — A dictionary of hygiene and public health. *London*, (1876), **1876** xii-672 p. 8º. (Milk, p. 381-390.)

394. Naquet (A.). — Legal chemistry. A guide to the detection of poisons, examination of stains, etc., etc., as applied to the chemical jurisprudence. Translated with additions from the French of... by J. P. Battenshall, with preface by C. F. Chandler. *New York*, 1876, D. Van Nostrand, 178 p. 12º. (Milk, p. 131-136.)

395. Whitmore. — Pure milk. *San. Rec.*, iv, London, 1876 ; 252.

396. Huxley. — The milk-supply in St. John's Wood. *San. Rec.*, viii, London, **1878** 1878; 406.

397. Proust (A.). — Traité d'hygiène. (2e éd.) *Paris*, 1881, G. Masson, 984 p. 8º. **1881** (3 cartes et 16 fig.) (Lait : p. 396-404).

398. Müller (G.).—Milch und Milchcontrole. *Vortr. f. Thierärzte*, 1882, 47 p. 8º. **1882**

399. Benzon. — Om Fattiges mangelfulde Mælkeforsyning paa Landet, dens

1883 Folger og mulige Athjælpning (La défectuosité du lait vendu à la campagne et des moyens d'y remédier). *Ugeskr. f. Læger*, 4. R., VIII, Kjobenhavn, 1883 ; 57-62, 111-113.

400. BIERING. — Om Mælkeforsyningen (La vente du lait). *Ugeskr. f. Læger*, 4. R., VIII, Kjobenhavn, 1883 ; 166-168.

401. KŒBKE. — Om den mangelfulde Mælkeforsyning for Fattigfolk paa Landet (& Disc.) (La défectuosité du lait vendu aux gens pauvres de la campagne). *Ugeskr. f. Læger*, 4. R., VIII, Kjobenhavn, 1883 ; (Folgeblad) 28-31.

402. LIND (K.-M.). — Om Fattiges mangelfulde Mælkeforsyning paa Landet og dens mulige Athjælpning (La défectuosité du lait vendu à la campagne et des moyens d'y remédier). *Ugeskr. f. Læger*, 4. R., VIII, Kjobenhavn, 1883 ; 93-95.

403. STRUCKMANN. — Om det skadelige i den mangelfulde Mælkeforsyning for Fattigfolk paa Landet (& Disc.) (La défectuosité du lait vendu aux gens pauvres de la campagne). *Ugeskr. f. Læeger*, 4. R., VIII, Kjobenhavn, 1883 ;(Folgeblad) 18-27.

1884 404. HERBERT (T.). — The law on adulteration. *London*, 1884, 146 p. 8º.

1886 405. FOX (C.-B.). — Sanitary examinations of water, air and food. A vade-mecum for the medical officer of health. (Chapter 4. Inspection and examination of milk.) *London*, (2 ed.), 1886, J. & A. Churchill, XXIII-563 p. 8º. (100 illustr.)

406. YOUNG (P.-A.). — Milk in relation to public health. (Health Society Lectures, series 6.) *Edinburgh*, 1886, 8º.

1887 407. FRANKLAND (C.-C.). — The advantages of boiled milk. *San. Rec.*, n. s., IX, London, 1887-88 ; 95.

1889 408. MAC-KAY (G.). — Memorandum on milk-supply. *San. Jour.*, XIII, Glasgow, 1889-90 ; 50.

409. RUSSELL (J.-B.). — The sanitary requirements of a dairy farm. *San. Jour.*, XIII, Glasgow, 1889-90 ; 44-50.

1891 410. BORCH (F.-G.). — The Copenhague milk supply Co. *San Jour.*, XV, Glasgow, 1891-92 ; 262-268.

411. MAC FADYEAN. — The milk supply and feeding-bottle system. *San. Rec.*, n. s., XIII, London, 1891-92 ; 319.

412. OSTERTAG. — Regulation of the milk supply with reference to diseases transmissible by milk (& disc.). *Rep. 7. Internat. Cong. Hyg. & Demogr.*, (1891). London, 1891 ; 137.

1892 413. MAC FADYEAN. — Sanitary control of milk supply in cities. (Abstr.) *San. Jour.*, XIV, Glasgow, 1892-93 ; 111-116.

1893 414. CHAPIN (H.-D.). — Milk. Report of Committee on dairies. (Abstr.) *Arch. Pediat.*, X, New York, 1893; 950.

415. WALLEY (P.). — Milk in its relation to health. *San. Jour.*, XVII, Glasgow, 1893-94; 325-335.

1894 416. MAC FADYEAN. — Tuberculous milk. *Publ. Health*, VII, London, 1894-95 ; 189.

417. MIDDLETON (C.). — The supply of milk to towns. *Publ. Health*, VII, London, 1894-95 ; 406.

418. SCURFIELD (H.). — Measures for the prevention of tuberculous infection by milk and meat. *Publ. Health*, VII, London, 1894-95 ; 105.

419. Swann (A.). — The prevention of infantile mortality. *Publ. Health*, VII, **1894** London, 1894-95 ; 297.

420. Sykes (J.). — The machinery for stopping infected milk supplies. *Publ. Health*, VII, London, 1894-95 ; 194.

421. Bodmer (R.). — Note on a recent milk case involving a sample of anormal **1895** milk. *Analyst*, xx, London, 1895 ; 265.

422. Robinson (H.-M.) & Cribb (C.-H.). — The law and chemistry of food and drugs. *London*, 1895, F. J. Rebman, xx-499 p. 12°.

423. Frankland (G.-C.). — Boiling milk. *Nineteenth Century*, London, 1896 ; 454- **1896** 460.

424. Leet (Ch.-H.). — Dairy milk ; its dangers and the remedies. With opinions of twenty eminent British physicians upon sterilized milk for infant feeding. *Liverpool*, (1896), C. Tinling & Co., 30 p. 8°.

425. Niven (J.). — On the improvement of the milk supply of Manchester. *Manchester*, 1896, J. Heywood, 115 p. 8°.

426. Yeo (J.-B.). — Food in health and disease. (Appendix II : The sterilisation and pasteurisation of milk.) *London, Paris & Melbourne*, (new ed.), 1896, Cassell & Co., VIII-256 p. 12°. (Illustr.)

427. Chalmers (A.-K.). — The present position of the milk supply in relation to **1897** tuberculosis. *San. Jour.*, n. s., IV, Glasgow, 1897-98 ; 13-29.

428. Dudfield (T.-O.). — On the regulation and supervision of cowsheds and dairies. *Publ. Health*, x, London, 1897-98 ; 238-240.

429. Maclay. — The foods and drugs acts. *San. Jour.*, n. s., IV, Glasgow, 1897-98 ; 451-465.

430. W. L. M. — Aberdeen new milk regulations. *San. Jour.*, n. s., IV, Glasgow, 1897-98 ; 498-502.

431. Bell (A.-W.). — The milk standard. *San. Jour.*, n. s., V, Glasgow, 1898-99 ; **1898** 508-512.

432. Brun (L.). — La vente du lait en nature. *Rev. de l'ind. lait.*, I, Annecy, 1899 ; **1899** (n. 9) 14.

433. Hills (J.-L.). — Inspection of milk-tests and feeding-stuffs. *Vermont Agr. Exp. Stat.*, Bull. 68, Burlington, 1899 ; 33-38.

434. Jones (C.-H.) & White (B.-O.). — The « milk-test inspection law ». *Twelfth Ann. Rep. Vermont Agr. Exp. Stat.*, (1898-99). Burlington, 1899 ; 143.

435. Macdonald (J.). — Inspection of meat and dairies. *San. Jour.*, n. s., VI, Glasgow, 1899-1900 ; 464-469.

436. Valenti (G.-L.). — Dati analitici per la polizia sanitaria del latte nel comune di Modena. *Boll. d. Soc. med.-chir. di Modena*, III, 1899-1900. — *Rev. d'hyg.*, XXIII, Paris, 1901 ; 471.

437. X... — Dairy laws of California. *Rep. California St. Dairy Bureau*, III, 1899-1900, 60 p. 8°.

438. Bilclad. — An agricultural discussion upon milk. *San. Jour.*, n. s., VII, Glasgow, **1900** 1900-1901 ; 647-650.

1900   439. Brechin (B.). — Prevention of tuberculosis through meat and milk. *San. Jour.*, n. s., VII, Glasgow, 1900-1901 ; 80-86.

440. Chalmers. — The sources of milk-impurities. *San. Jour.*, n. s., VII, Glasgow, 1900-1901 ; 627-639.

441. Crawford (R.-F.). — The food supply of the United Kingdom. *J. Roy. Agr. Soc. England*, 3. s., XI, London, 1900 ; 19-34.

442. Grillot (M.). — Le lait et la tuberculose. *Hyg. lactée*, III, Paris, 1900 ; 257.

443. Marcone (G.). — Il latte di Napoli. *Riforma vet.*, III, Napoli, 1900 ; 250.

444. Marshall. (C.-E.). — A popular discussion of pure milk supply. *Michigan Agr. Exp. Stat.*, Bull. 182, 1900 ; 173-181.

445. Messner. — Ueber Milchcontrolle. *Œsterr. San.-Wesen*, XII, Wien, 1900 ; 274, 281.

446. Munro (A.-C.). — The sanitary control of the milk-supplies of towns. *Publ. Health*, XIII, London, 1900-1901 ; 335-343.

447. O'Neill (H.). — The inspection and sterilisation of milk, as conducted by several municipal corporations, the object being to ensure a supply of pure milk for the use of infants, aged, sick and poor persons. *Belfast*, 1900, 37 p. 8°.

448. Richards (E.-H.) & Woodman (A.-G.). — Air, water, and food from a sanitary standpoint. (Chapter X. Analytical methods : Milk.) *New York*, 1900, J. Wiley & Sons, 226 p. 8°.

449. Robertson (W.). — An experimental milk-supply. *Publ. Health*, XIII, London, 1900-1901 ; 412-421.

450. Robertson (W.). — Municipalities and milk control. *San. Jour.*, n. s., VII, Glasgow, 1900-1901 ; 524-532.

451. Symes (J.-O.). — The pasteurization of milk. *Bristol M. & S. J.*, XVIII, 1900 ; 275.

452. Trübsbach (P.). — Milchstatistisches aus Chemnitz i. S. *Ztschr. f. öff. Chem.*, V, Wien, 1899 ; 397.

453. Winton (A.-L.) & Langley (C.). — Milk. *Rep. Connecticut Agr. Exp. Stat.*, (1899-1900). 1900 ; 122-133. (1 pl.)

1901   454. Alvord (H.-E.). — Die gesetzliche Feststellung eines normalen Fettgehaltes der Milch. (Réf.) *Milchzeitung*, XXX, Leipzig, 1901 ; 678.

455. Bang (B.). — Den lovbefalede Pasteurisering. *Mælkeri-Tid.*, XIV, Kjobenhavn, 1901 ; 667-679.

456. Berg (Graf Fr.). — Milchbehandlung vom Melken bis zur Konsumtion. *Milchzeitung*, XXX, Leipzig, 1901 ; 197-200.

457. Bilik (L.). — Zur Pasteurisirung der Milch. *Arch. f. Kinderh.*, XXXII, Stuttgart, 1901 ; 343-353.

458. Blackader (A.-D.). — On the sterilization of milk; its advantages and limitations. *New York M. J.*, LXXIII, 1901 ; 183-187.

459. Bœggild (B.). — Kortfattet Vejledning i Staldorden og Mælkens Behandling hos Andelshaverne (Hygiène et traitement du lait). *Mælkeri-Tid.*, XIV, Kjobenhavn, 1901 ; 6-16.

460. Bohm. — Om mjölkhygienen och handeln med mjölk (L'hygiène et le com- 1901
merce du lait). *Hygiea*, n. F., I, Stockholm, 1901; 192-194.

461. Buonsanti (N.-L.). — Sullo stato attuale della tubercolina e le nuove esigenze
del controllo nella vendita del latte. *Clin. vet.*, XXIV, Milano, 1901; 145, 157, 172.

462. Chapin (H.-D.). — Report of the summer work of the Milk Commission of
the Medical Society of the County of New York. *Med. News*, LXXIX, New York, 1901;
617-621.

463. Cryns (J.). — Guide populaire d'hygiène. Manuel de la santé publié par
l'Office sanitaire de l'Empire allemand, traduit d'après la huitième édition allemande
par le Dr... Avec un avant-propos de M. le Dr. E. Malvoz. (Lait : p. 75-78.) *Bruxelles*,
1901, A. Manceaux, VIII-279 p. 8°. (55 fig. & 2 gr.)

464. Davidson (J.-D.). — Aeration of milk. *J. Agr. & Ind., South Australia*, IV,
1901; 558-560.

465. Debout. — Le lait dans les dispensaires municipaux. *Normandie méd.*, XVII,
Rouen, 1901; 87-89.

466. Delépine. — Control of milk supplies. (Abstr.) *Brit. M. J.*, London, 1901,
II; 313.

467. Dukes (Cl.). — Unboiled v. boiled milk. *Lancet*, London, 1901, I; 1859. —
II; 101.

468. Eggers (W.). — Die Milchversorgung der Stadt Lübeck in gesundheitlicher
Beziehung. Milchhandel und Milchproduktion. Ein Wort zur Aufklärung an Konsumen-
ten, Produzenten und Händler. *Lübeck*, 1901, Lübcke & Nöhring, 20 p. 8°.

469. Farmer (S.-W.) & Barham (G.). — Regulations for milk and cream. *Analyst*,
XXVI, London, 1901 ; 97-101.

470. Gernsheim. — Zu der Erklärung des Herrn Oberbürgermeisters von Worms,
betr. Milchversorgung der Stadt. *München. med. Woch.*, XLVIII, 1901; 87.

471. Goldschmidt (D.). — De l'utilité de la création d'une laiterie modèle. *Gaz.
méd. de Strasbourg*, XXX, 1901; 25-29.

472. Hagemann (C.). — Ueber die Wirkung des Milchthermophors. *Centralbl. f.
Bakteriol.*, 2. Abth., VII, Jena, 1901; 640-645. (I Kurve)

473. Herr (F.). — Das Pasteurisiren des Rahms als Schutz gegen die Verbreitung
der Tuberculose durch Butter. *Ztschr. f. Hyg.*, XXXVII, Leipzig, 1901; 182-198. — *Rev.
gén. du lait*, I, Lierre, 1901-1902; 67.

474. Hesse (W.). — Ueber die Abtötung der Tuberkelbacillen in 60°C. warmer
Milch. *Ztschr. f. Thiermed.*, n. F., V, Jena, 1901; 321-325.

475. Hindhede. — Byernes Forsyning med tuberkelfri Mælk (Vente de lait exempt
de bacilles tuberculeux). *Ugeskr. f. Læger*, Kjobenhavn, 1901; 368-375.

476. Hippius (A.). — Ein Apparat zum Pasteurisiren der Milch in Hause. *Deut. med.
Woch.*, XXVII, Leipzig, 1901; 481-483, 502-505.

477. Hope (F.-W.). — Milk as a vehicle of tubercle and present local legislation in
regard to it. *Thompson Yate Laborat. Rep.*, IV, Liverpool, 1901; 169-177.

478. Horton (E.-G.). — Formaldehyde in milk. *Ohio San. Bull.*, 1901; 121-124.

479. Hutchison (R.). — Unboiled v. boiled milk. *Lancet*, London, 1901, II; 169.

1901

480. KAYE. — The administrative control of milk supplies in relation to tuberculosis. (Abstr.) *Brit. M. J.*, London, 1901, II; 1191.

481. KLIMMER (M.). — Genügt unsere Milchkontrolle und wie ist dieselbe auszuführen, um den nothwendigen Ansprüchen der Hygiene Rechnung zu tragen? *Jahrb. f. Kinderh.*, 3. F., IV, Berlin, 1901; 34-66.

482. KRŒHNKE (O.). — Beitrag zur Frage über die Reinigung von Milch. *Milchzeitung*, XXX, Leipzig, 1901; 805.

483. KÜHNAU. — Milchviehkontrolle. *Milchzeitung*, XXX, Leipzig, 1901; 3-5.

484. KÜSTER (K.). — Milchhygiene. *Deut. med. Woch.*, XXVII, 1901; 843.

485. LEACH (A.-E.). — Systematic inspection of milk for preservatives. *Analyst*, XXVI, London, 1901; 289-291.

486. LEVASSORT (CH.). — Du lait considéré dans ses rapports avec la tuberculose ; étude sur le lait de chèvre. *J. de méd. de Paris*, 2e s., XIII, 1901 ; 85-87.

487. LLOYD (J.-S.). — The veterinary work done under the milk clauses in Manchester and the difficulties met with. *Lancet*, London, 1901, II ; 274-277.

488. LŒFFLER. — Die Hygiene der Molkereiprodukte. *Milchzeitung*, XXX, Leipzig, 1901; 645. — *München. med. Woch.*, XLVIII, 1901; 1585.

489. MARCONE (G.). — A proposito del latte di vacca di Napoli. *Riv. d'ig.*, XII, Napoli, 1901 ; 259-265.

490. MARSAC. — La caseine et les droits de douane. *Ind. lait.*, XXVI, Paris, 1901 ; 331.

491. MORSCHŒK (FR.). — Versuche mit Fliegel's Milchfilter. *Molkerei-Ztg.*, XI, Berlin, 1901 ; 217. (2 Fig.)

492. MARTINY (B.). — Zur Frage der Milchversorgung grösserer Städte. *Molkerei-Ztg.*, XI, Berlin, 1901 ; 290. — *Ztschr. f. Fleisch-& Milchhyg.*, XI, Berlin, 1901 ; 259-261.

493. NASH (W.-G.). — Unboiled v. unboiled milk. *Lancet*, London, 1901, II ; 227.

494. NIEDERSTADT. — Milch und Milchgesetzgebung. *Milchzeitung*, XXX, Leipzig, 1901 ; 728.

495. NIVEN (J.). — The administration of the Manchester milk clauses, 1899. *Lancet*, London, 1901, II ; 195-197.

496. OCKER. — Die polizeiliche Ueberwachung des Verkehrs mit Milch. *Deut. Vrtljschr. f. öff. Gsndhtspflg.*, XXXIII, Braunschweig, 1901; 244-266. (1 Fig.)

497. PARK (W.-H.). — The great bacterial contamination of milk of cities. Can it be lessened by the action of the Health authorities ? *J. Hyg.*, I, Cambridge, 1901; 391-396.

498. PETERS (A.-T.) & HILTNER (R.-S.). — Milk inspection. *Chicago*, 1901, A. Eger, 96 p. 8°.

499. PETERSEN (K.). — Större Byers Mælkeforsyning (L'approvisionnement en lait des grandes villes). Kjobenhavn, XIV, *Mælkeri-Tid.*, 1901 ; 33-39.

500. RIGAUX (E.). — Pèse-lait et contrôle administratif. *Laiterie*, XI, Paris, 1901 ; 57-60. (2 fig.)

501. RING (E.). — Zur Milchversoorgung Berlins. *Milchzeitung*, XXX, Leipzig, 1901 ; 550. — *Molkerei-Ztg.*, XI, Berlin, 1901 ; 411.

502. Rolet (A.). — Des soins à employer pendant la manipulation du lait. *Ind.* **1901** *lait.*, xxvi, Paris, 1901 ; 147.

503. Rolet (A.). — A propos des impuretés apparentes du lait. *Laiterie*, xi, Paris, 1901 ; 113.

504. Robertson (W.). — An experimental milk supply. *Publ. Health*, xiii, London, 1901 ; 412-421.

505. Serkowski (S.). — Die Milch in Lodz, *Milchzeitung*, xxx, Leipzig, 1901 ; 274-277.

506. Sladen (E.-S.-St.-B.). — Pasteurisation of infected milk. *Lancet*, London, 1901, ii ; 368-370.

507. Soule (A.-M.). — The sanitary production of milk. *Univ. Tennessee Record*, iv, 1901 ; 37-44. (3 fig.)

508. Tonzig (C.). — Ueber den Anteil, den die Milch an der Verbreitung der Tuberkulose nimmt, mit besonderen Untersuchungen über die Milch des Paduaner Marktes. *Arch. f. Hyg.*, xli, München & Leipzig, 1901 ; 46-67.

509. Variot (G.). — Unboiled *v.* boiled milk. *Lancet*, London, 1901, ii ; 49.

510. Verney (I..). — Ueber den « Milchthermophor ». *Centralbl. f. Bakteriol.*, 2. Abth., vii, Jena, 1901 ; 646-653.

511. Weigmann (H.) & Eichloff (R.). — Versuche über die Filtration der Milch durch Sand, vorgenommen an Kröhnkes Sandfilter. *Milchzeitung*, xxx, Leipzig, 1901 ; 289, 308, 323, 342.

512. Weil (R.). — Beitrag zur Frage über die Reinigung der Milch. *Milchzeitung*, xxx, Leipzig, 1901 ; 739, 755.

513. Wenlock, Cowan (G.), Craigie (Pr-G.) & Al. — Committee of cream and milk regulations. Report of the Departemental Committee appointed by the Board of Agriculture to inquire and report upon the desirability of regulations, under Section 4 of the Sale of Food and Drugs Act, 1899, for milk and cream, with copy of the minute appointing the Committee, the reservation by Mr. S. W. Farmer and the minority report by G. Barham. *London*, 1901 ; Eyre & Spottiswoode, iii-72 p. 8°. — *Publ. Health*, xiii, London, 1901 ; 580-587. — *Exp. Stat. Rec.*, xiii, Washington, 1901-1902 ; 281.

514. X... — Regulations for milk and cream. Report of the Departmental Committee appointed by the Board of Agriculture to inquire into and report upon the desirability of regulations (under section iv, of the Sale of Food and Drugs Act, 1899) for milk and cream. *Analyst*, xxvi, London, 1901 ; 97-101.

515. X... — Inberetning til Landbrugsministeriet om Kontrollen med den lovbefalede Opvarmning af Mælk op Kjærnemælk, som af Mejerierne udleveres til Kreaturföde, for Finantsaaret 1. April 1900 til 31. Marts 1901 (La loi concernant la pasteurisation). *Mælkeri-Tid.*, xiv, Kjobenhavn, 1901 ; 825-832, 877-884.

516. X... — Regelung des Milchverkaufs durch polizeiliche Regulative. *Molkerei-Ztg.*, xi, Berlin, 1901 ; 255. — *Milchzeitung*, xxx, Leipzig, 1901 ; 311.

517. X... — The « boiled milk » question. *Lancet*, London, 1901 ; ii ; 536-538.

518. X... — The Milk Supply Company of Copenhagen. *Twenty-Sixth Ann. Rep. Ontario Agr. Coll. & Exp. Farm.*, Toronto, 1901 ; 74-77.

1901   519. ZANDER (K.). — Ueber die Brauchbarkeit des Milchthermophors. *Halle a. S.*, 1901, 32 p. 8°. (*Inaug.-Diss.*)

VIII. — FRAUDES ET FALSIFICATIONS

1841   520. QUEVESNE. — Sur de nouveaux moyens propres à faire reconnaître les altérations du lait. *Bull. gén. de thérap. méd. & chir.*, XXI, Paris, 1841; 198.

1848   521. MITCHELL (J.). — Treatise on the falsifications of food and the chemical means employed to detect them. (Section V. Milk and its adulteration.) *London*, 1848, H. Baillière, XIV-334 p. 12°.

1850   522. CHEVALLIER (A.). — Dictionnaire des altérations et falsifications des substances alimentaires, médicamenteuses et commerciales, avec l'indication des moyens de les reconnaître. *Paris*, 1850 & 1852, Béchet jeune, 2 vol. 8°.

1855   523. HASSALL (A.-H.). — Food and its adulteration; comprising the reports of the Analytical Sanitary Commission of « the Lancet », for the years 1851 to 1854 inclusive, revised and extended, etc. (159 engr.) *London*, 1855, Longman, Brown, Green & Longmans, XLI-659 p. 8°. (Milk and its adulteration, p. 320-346.)

1856   524. MARCET (W.). — On the composition of food and how it is adulterated, with practical directions for its analysis. (Chapter V. On animal food : meat, fish, milk and its adulteration.) *London*, (1856), J. Churchill, XVI-178 p. 8°. (Fig. & tables.)

1857   525. DALTON (W.). — A key to the adulteration of our daily food, compiled from evidence given before the Committee of the House of Commons in the year 1855-56. *London*, 1857, E. Marlborough & Co., XV-184 p. 12°. (Milk, butter, cheese, p. 114-118.)

1865   526. PAYEN (A.). — Précis théorique et pratique des substances alimentaires et des moyens de les améliorer, de les conserver et d'en reconnaître les altérations. (4ᵉ éd.) *Paris*, 1865, L. Hachette & Cie, XII-569 p. 8°. (Lait, p. 137-162.)

1874   527. ATCHERLEY (R.-J.). — Adulteration of food, with short processes for their detection. *London*, 1874, W. Isbister & Co., VIII-112 p. 12. (Milk, p. 60.)

1876   528. HASSALL (A.-H.). — Food and its adulteration and the methods for their detection. (Chapter XVIII : Milk and its adulteration.) *London*, 1876, VIII-896 p. 8°. (200 engrav.)

1878   529. BERNAYS (A.-J.). — Milk adulteration. *Analyst*, III, London, 1878; 385.

530. COOK (E.-H.). — Milk adulteration. *Analyst*, III, London, 1878; 341.

531. GATEHOUSE (J.-W.). — Milk adulteration. *Analyst*, III, London, 1878; 330.

1879   532. COLLINS (J.-H.). — Cane sugar in milk. *Analyst*, IV, London, 1879; 52.

533. SHARPLES (S.-P.). — Adulteration of food. *In* : BUCK (A.-H.), Treatise of hygiene. *London*, 1879, II; 351-377.

534. STEVENSON (Th.). — Cane sugar in milk. *Analyst*, IV, London, 1879; 32, 72.

1882   535. PALM (R.). — Die wichtigsten und gebräuchlichsten Nahrungs-und Genussmit-

tel und Getränke, ihre Gewinnung, chemische Zusammensetzung, Verfälschung, etc. *St.* **1882**
Petersburg, 1882, J. Habermann, xiv-187 p. 8º. (Proteïnhaltige animalische Nahrungsmittel : Milch, Molken, etc., p. 28-44.)

536. Bell (J.). — The analysis and adulteration of foods. (Part ii : Milk, butter, **1883**
cheese.) *London*, 1883, Chapman & Hall, viii-179 p. 8º.

537. Gabba (L.). — Adulterazione e falsificazione degli alimenti. (Capitolo iv. Gli **1884**
alimenti d'origine animale. § 1. Il latte e i prodotti de caseificio. Falsificazioni del latte,
latte condensato, panna, burro, formaggio.) *Milano*, 1884, U. Hoepli, viii-211 p. 12º.

538. Battershall (J.-P.). — Food adulteration and its detection. With photomi- **1887**
crographic plates and a bibliographic appendix and appendix on legislation. *New York*,
1887, E. & F. N. Spon, 328 p. 8º. (Milk, butter & cheese, p. 49-86.)

539. Muter (J.). — The estimation of cane-sugar in milk. *Analyst*, xiii, London, **1888**
1888; 228.

540. Kinnicutt (L.-P.). — Tyrotoxikon in milk. *Boston Med. & Surg. J.*, cxx, **1889**
1889; 64.

541. Duncan (E.). — Adulteration of food. *San. Jour.*, xiv, Glasgow, 1890-91; **1890**
264-270.

542. Pouchet (G.). — Des falsifications des substances alimentaires. *Compt. rend.*
Assoc. franç. p. l'avanc. d. sc. (19e sess., Limoges, 1890). 1890, Paris, 1; 83-94.

543. Burcker (E.). — Traité des falsifications et altérations des substances alimen- **1892**
taires et des boissons, avec 61 figures dans le texte. (Chapitre iii. Aliments d'origine
animale : Lait, beurre et fromage.) *Paris*, 1892, O. Doin, iii-467 p. 8º.

544. Hill (A.). — The influence of food adulteration on health. *Publ. Health*, v,
London, 1892-93; 354.

545. Allen (J.-E.). — The milk supply of New York; its sources and adultera- **1893**
tions. (Abstr.) *Arch. Pediat.*, x, Philadelphia, 1893; 519.

546. Doumerc (A.) & Leymarie (L. de). — Législation française et étrangère con- **1895**
cernant les falsifications alimentaires. *Paris*, 1895, Rueff & Cie, 247 p. 8º. (Lait, beurre
et fromages, p. 123-174.)

547. Williams (W.). — Milk, its adulteration and preservation. *Publ. Health*, x, **1897**
London, 1897-98; 84-89.

548. Wallace (R.-H.). — The adulteration of dairy produce. *Edinburgh*, 1898, **1898**
C. & R. Anderson, 89 p. 8º.

549. Bartley (D.-C.). — Adulteration of food. (2. ed.) *London*, 1899, Stevens & **1899**
Sons, xxiv-227 p. 8º.

550. X... — Report of the analyst (on the adulteration of food and drug inspection).
Massachusetts St. Bd. Health, Rep. 1899-1900; 603-652. — *Exp. Stat. Rec.*, xii,
Washington, 1900-1901; 975.

551. Leach (A.-E.). — Foreign coloring matter in milk. *J. Amer. Chem. Soc.*, xxii, **1900**
Easton, Pa., 1900; 205.

552. Leffmann (H.). — The alleged adulteration of milk with brain matter. *J. Amer.*
Chem. Soc., xxii, Easton, Pa., 1900; 356.

553. Lythgoe (H.-C.). — A rapid method for the detection of « aniline orange » in

1900 milk. *J. Amer. Chem. Soc.*, XXII, Easton, Pa., 1900; 813. — *Maly's Jahresbericht*, XXX, Wiesbaden, 1901 ; 220.

554. PAKES (W.-C.-C.). — Adulteration of milk. *Clin. J.*, XVII, London, 1900; 31.

555. REISS & FRITZMANN. — Ein neues Verfahren zum Nachweis der Wässerung der Milch. *Mitth. d. milchwirth. Ver. im Allgäu*, XI, Memmingen, 1900 ; 230.

1901 556. GÉNIN (V.). — Sur le calcul du mouillage et de l'écrémage simultané du lait. *Compt. rend. Acad. d. sc.*, CXXXIII, Paris, 1901 ; 743.

557. HOUDET (V.). — A propos des fraudes du lait. *Laiterie*, XI, Paris, 1901 ; 129.

558. HOUDET (V.). — A propos de l'addition de lait écrémé au lait naturel. *Laiterie*, XI, Paris, 1901 ; 169-171.

559. HORTON (E.-G.). — Formaldehyde in milk. *Ohio San. Bull.*, 1901 ; 121-124.

560. LUEBERT (G.). — A modification of the sulphuric acid test for formaldehyde in milk. *J. Amer. Chem. Soc.*, XXIII, Easton, Pa., 1901 ; 682.

561. LÜHRIG (H.). — Ueber den Nachweis von Milchfälschungen durch Wasserzusatz. *Molkerei-Ztg.*, XV, Hildesheim, 1901 ; N. 23 & 24.

562. WETSELAAR (J.-K.) & GIEBEN (H.-B.-C.). — Eene bijdrage tot het onderzoek van melk in de Militaire hospitalen (Analyse du lait des hôpitaux militaires). *Geneesk. Tijdschr. v. Nederl.-Indië*, XLI, Batavia, 1901 ; 270-281.

IX. — DIÉTÉTIQUE ET THÉRAPEUTIQUE

1641 563. PLATER (F.). — Observationum, in hominis affectibus plerisq., corpori & animo, functionum læsione, dolore, aháve molestiâ & vitio infensis, libri tres. *Basileæ*, 1641, L. König, 912 p. 12º. (Lac : p. 389, 861, 398, 186, 221, 407, 871, 537, 118, 477, 484, 486, 256, 623, 674, 710, 729, 413, 538, 796, 617, 817, 834, 542.)

1682 564. RIVIÈRE (L.). — La pratique de médecine, avec la théorie de... traduit nouvellement en François par M. F. Deboze. *Lyon*, 1682, J. Certe, 12º. (Lait de femme : 1; 146, 292, 629.)

1698 565. ETTMÜLLER (M.). — Méthodes de consulter et de prescrire les formules de médecine de... Œuvre posthume. *Lyon*, 1698, Th. Amaulry, 656 p. 8º. (Diète ou usage du lait, p. 192, 250, 310-313.)

1703 566. DU FOUR. — Les aphorismes d'Hippocrate rangez selon l'ordre des parties du corps humain. (Livre III. Aphorisme V. Lac exhibere capite dolentibus, malum : malum etiam est febricitantibus etc.) *Paris*, (2e éd.), 1703, L. d'Houry, XIV-616-XX p. 12º.

1709 567. TESTUS (LUDOV.). — De nuovo saccharo lactis, novi systematis compendium & notitia duorum præstantissimorum remediorum pro arthritidis curatione, etc. *In* : DOMINICI GULIELMINI Exercitatio de idearum vitiis, etc. *Lugduni in Batavis*, 1709, S. Luchtmans, 12º. (p. 115.)

568. Fabra (Aloysi A'). — De arthritide dissertatio ac de sacchari lactis usu obser- **1713**
vatio ad excellentiss. erudiss. ac sapientiss. D. Ludovicum Testi. *In* : Valentinus (M.-B.).
Medicina nov-antiqua tradens universæ medicinæ cursum, etc. *Francofurti ad Mœnum,*
1713, Impr. J. Maximiliani à Sande, 750 p. 4°. (p. 121-218.)

569. Stephens. — Doles on the cure of gout by milk diet, to which is prefixed an **1732**
essay on diet. *London*, 1732, 8°.

570. Clerc. — Observations et réflexions sur les propriétés du lait rendu médica- **1767**
menteux et sur l'emploi des remèdes empyriques. *In* : Histoire naturelle de l'homme
considéré dans l'état de maladie, ou la médecine rappelée à sa première simplicité.
Paris, 1767, Lacombe, 2 vol. 8°. (II ; 32-53.)

571. Durcelle (J.-B.-L.). — Dissertation abrégée sur l'utilité de l'usage du lait, **1786**
à la suite des maladies de poitrine, de la petite vérole, de la rougeole, etc. et sur le
régime à suivre en pareil cas. *Reims*, 1786, Jeunehomme, VII-32 p. 18°.

572. Underwood. — Traité des maladies des enfants, auquel on a joint les observations de M. Armstrong. (Seconde partie. Chap. VII : Du boire et du manger. — Chap.
VIII : Diète appropriée aux différentes maladies des enfants.) *Paris*, 1786, Th. Barrois
jeune, XVI-486 p. 8°.

573. Petrequin. — De l'emploi de la glace et du lait dans le traitement des dilata- **1836**
tions de l'estomac. *Bull. gén. de thérap. méd. & chir.*, X, Paris, 1836; 239.

574. Mayer (W.). — De cura dietetica neonatorum et infantum. *Vindobonæ*, 1841, **1841**
8°. (*Diss.*)

575. Inozemtseff. — (La cure de lait.) *Moscou*, 1857, 8°. **1857**

576. Karell (Ph.). — On the milk cure. *Edinburgh M. J.*, XII, 1867; 97-122. **1867**

577. Balestrini (F.-M.). — Sulla dieta lattea nelle malattie giudicate incurabili. **1871**
Ann. univ. di med., 4. s., LXXIX, Milano, 1871; 485-527.

578. Bartlett (H.-C.). — The natural substitutes for innutritious food. Milk. *San* **1874**
Rec., I, London, 1874; 127.

579. Donkin (A.-S.). — On the relation between diabetes and food and its applica- **1875**
tion to the treatment of disease. *London*, 1875, Smith, Elder & Co., VIII-186 p. 8°.

580. Smee (J.-H.). — Milk in health and disease. *London*, 1875, E. Newman, 22-44
p. 8°.

581. Peters (Fr.). — Einige Bemerkungen zur Diätetik des Säuglingsalters. *Jahrb.* **1876**
f. Kinderh., n. F., X, Leipzig, 1876; 314-333.

582. Thomas (T.-G.). — Des injections intra-veineuses de lait, en remplacement de **1879**
la transfusion du sang. (Trad.) *Gaz. méd. de Paris*, 6e s., I, Paris, 1879; 16.

583. Albu (J.). — Beschaffung guter Milch zur Ernährung und Gesunderhaltung **1880**
der Kinder, sowie zur Verhütung der grossen Kindersterblichkeit in Städten durch den
patentirten Bertling'schen luftdicht verschliessbaren Milchkochapparat. Ein Beitrag zur
Kinder-Diätetik. *Berlin*, 1880, R. Damköhler, 8°.

584. Albu (J.). — Milchnahrung und Milchkuren. *Berlin*, 1881, R. Damköhler, **1881**
30 p. 8°.

585. Tyson (J.). — Milk treatment of disease. *J. Amer. M. Assoc.*, II, Chicago, 1884; **1884**
626-630.

586. Sée (G.). — Du régime alimentaire. Traitement hygiénique des malades. *Paris*, **1887**

1887 1887, A. Delahaye & E. Lecrosnier, VI-744 p. 8°. (8 fig.) (Régime du lait, p. 235-239. Cure de lait, p. 518, 707-714.)

1888 587. BIEDERT (PH.). — Die normale Milchverdauung. Nach seinem Correferat in der pädiatrischen Section zu Wiesbaden ausgearbeitet und durch weitere Versuche ergänzt. *Jahrb. f. Kinderh.*, n. F., XXVIII, Leipzig, 1888; 344-384.

1889 588. ANTROBUS (W.). — Milk : its place as food. *Manchester*, 1889, 23 p. 8°.

1893 589. CHITTENDEN (R.-H.). — Papoid as proteolytic agent in milk digestion. (Abstr.) *Arch. Pediat.*, X, New York, 1893; 522.

1896 590. YEO (J.-B.). — Food in health and disease. (Part 2. XI. Certain special dietetic cures. The « dry » cure. Milk and whey cure. The koumys cure.) *London, Paris & Melbourne*, (new ed.) 1896, Cassell & Co., VIII-592 p. 12°. (Illustr.)

1897 591. JORDAN (W.-H.). — Dietary studies at the Maine State College in 1875. *U. S. Depart. Agricult., Off. Exp. Stat.*, Bull. 37, Washington, 1897, 57 p. 8°.

592. STROHMER (F.). — Die Ernährung des Menschen und seine Nahrungs-und Genussmittel. *Wien*, 1897, C. Græser, VIII-344 p. 8°. (Milch, Milchconserven und Milchwein, p. 143-164.)

1898 593. ANDOUARD (A.). — Nouveaux éléments de pharmacie. (5ᵉ éd.) *Paris*, 1898, J.-B. Baillière & fils, X-1047 p. 8°. (232 fig.) (Lait : p. 656-661.)

1900 594. COMBY (J.). — Les médicaments chez les enfants. *Paris*, 1900, J. Rueff, 681 p. 8°. (Lait : p. 367-384.)

595. HUTCHINSON (R.). — Food and the principles of dietetics. (Chapter XXVII. The principles of feeding in disease.) *London*, 1900, E. Arnold, XVIII-548 p. 8°. (With plates & diagr.)

596. ROBIN (A.). — Les maladies de l'estomac. Diagnostic et traitement. *Paris*, 1900-1901, J. Rueff, 1176 p. 8°. (Fig.) (Médication lactée absolue, p. 92, 94, 167, 258, 260, 287, 299, 316, 372, 495, 546, 550, 568, 583, 609, 633, 645, 689, 694, 709, 730, 778, 784, 796, 808, 821, 834, 839, 851, 859, 876, 918, 954, 959, 1034, 1038, 1042, 1087, 1094, 1104, 1125.)

597. ZAWADZKI (J.). — (Le régime lacté dans les maladies de l'estomac et des intestins.) *Kron. lek.*, XXI, Warszawa, 1900; 633, 669.

1901 598. BIEDERT (PH.). — Die diätetische Behandlung der Verdauungstörungen der Kinder. (2. Aufl.) *Stuttgart*, 1901, F. Enke, VIII-126 p. 8°.

599. BIEDERT (PH.). — Die Werbung für die Versuchsanstalt für Ernährung (Disc. und Anhang). *Verhand. d. 17. Vers. d. Gesellsch. f. Kinderh... in Aachen*, (1900). Wiesbaden, 1901 ; 195-213.

600. BOUREAU. — Dans la diète lactée il est utile d'additionner le lait de sel. *Gaz. méd. du Centre*, VI, Tours, 1901 ; 41.

601. FAIVRE (H.). — Aperçu sur quelques accidents dûs au régime lacté exclusif chez l'adulte. *Paris*, 1901, Impr. L. Boyer, 84 p. 8°. (*Thèse.*)

602. FISHER (TH.). — Milk or whey in enteric fever? *Lancet*, London, 1901, II; 1448.

603. HAUSER (O.). — Grundriss der Kinderheilkunde mit besonderer Berücksichtigung der Diätetik. *Wiesbaden*, 1901, W. Bergmann, 8°.

604. HUTCHINSON (R.). — Sugar-free milk as food for diabetics. *Lancet*, London, 1901, I; 1753. — *München. med. Woch.*, XLVIII, 1901 ; 1257.

605. KINGSFORD (E.-C.). — A plea for unboiled milk. *Brit. M. J.*, London, 1901, **1901**
II; 502.

606. MONRAD (S.). — Om Anvendelsen af raa Mælk ved Atrofi og kronisk Mave-
Tarmkatar hos spæde Born (L'emploi du lait de vache cru dans l'atrophie et le catarrhe
gastro-intestinal du nourrisson). *Hosp. Tid.*, 4. R., IX, Kjobenhavn, 1901; 131, 153. —
Milchzeitung, XXX, Leipzig, 1901 ; 194. — *Rev. gén. du lait*, I, Lierre, 1901-1902 ; 37.

607. OSTHEIMER (M.). — Undiluted milk in the chronic gastro-enteritis of rachitic
infants. *Philadelphia M. J.*, VIII, 1901 ; 458.

608. PRIDEAUX (CH.). — Sugar-free milk as a food for diabetics. *Lancet*, London,
1901 , I; 1862.

609. ROGER (G.-H.). — Les maladies infectieuses. *Paris*, 1902, Masson & Cie, XIV-
1520 p. 8°. (Régime lacté ; p. 1311, 1465, 1468, 1474-1476.)

610. SELBY (P.). — Milk or whey in enteric fever ? *Lancet*, London, 1901, II; 1182-
1188. (4 charts)

611. SIEGERT (F.). — Erfahrungen mit der nach v. Duungern gelabten Vollmilch
bei der Ernährung des gesunden und kranken Säuglings. *München. med. Woch.*, XLVIII,
1901; 1164.

612. WINTERNITZ (W.) & STRASSER (A.). — Ueber strenge Milchkuren bei Diabetes
mellitus. (Ref.). *Therap. Monatsh.*, XV, Berlin, 1901; 150.

613. ZIEGLER. — Zur Errichtung von Volksmilchküchen. *Jugendfürsorge*, II, Berlin,
1901 ; 226-229.

X. — KOUMYS ET KÉFIR

614. OSERETSKOWSKY (N.). — Specimen inaugurale de spiritu ardente ex lacte bubulo. **1778**
Argentorati, 1778, 3 ff. 4°.

615. HÆBERLEIN. — Commentationes de potu e lacte equino fermentato confectione **1811**
et usu medico. *Commentationes Societatis physico-med. Mosquensis*, V, 1811 ; I.

616. BOGAVAVLENSKY (P.-M.). — (Nouveau guide pratique pour la préparation et **1863**
l'emploi du koumys.) *Samara*, 1863, 8°.

617. BLYTH (A.-W.). — A dictionary of hygiene and public health. *London*, (1876), **1876**
XII-672 p. 8°. (Koumys, p. 323.)

618. BOYKOF (A.). — (Contributions à l'étude de l'action physiologique du koumys.)
Moscou, 1876, 8°.

619. CARRICK (G.-L.). — Koumiss or fermented mare's milk and its uses in the **1881**
treatment and cure of pulmonary consumption and other wasting diseases, with an
appendix on the best methods of fermenting cow's milk. *Edinburgh & London*, 1881,
W. Blackwood & Sons, XII-294 p. 12°. (Map)

1888   620. Brush (E.-F.). — Fermented milk. *Arch. Pediat.*, v, Philadelphia, 1888; 422-426.

1889   621. Beyerinck (W.). — Sur le kéfir. *Arch. néerl. d. sc. exactes & nat.*, xxiii, Haarlem, 1889; 428-444.

1899   622. Fleuroff (C.). — Quelques observations sur les modifications du sang pendant le traitement par le koumyss. *Arch. russes de pathol.*, vii, St. Pétersbourg, 1899; 429.

623. Houdet (V.). — Les boissons fermentées du lait. *Rev. de l'ind. lait.*, i, Annecy, 1899; (n. 12) 2.

1900   624. Capitan. — Le képhir; préparation; usages. *Méd. moderne*, xi, Paris, 1900; 549.

625. Robin (A.). — Les maladies de l'estomac. Diagnostic et traitement. *Paris*, 1900-1901, J. Rueff, 1176 p. 8°. (Fig.) (Képhyr, p. 167, 284, 1038. — Koumys, p. 284.)

1901   626. Duclaux (E.). — Traité de microbiologie. Tome iv. § 258. Kéfir. *Paris*, 1901, Masson & Cie, iii-768 p. 8°.

627. Hallion (L.) & Carrion (H.). — Kéfirothérapie. *Presse méd.*, Paris, 1901, i; 95, 101.

628. Hallion (L.) & Carrion (H.). — Le kéfir et la kéfirothérapie. *Paris*, 1901, G. Carré & C. Naud, 63 p. 12°.

629. Lœwensohn (M.-W.). — Der Kumys und seine Anwendung bei der Lungentuberkulose. *Berlin*, 1901, 8°. (*Inaug.-Diss.*)

630. Weidemann (H.). — Kefyr und Kefyrmilch. *Ztschr. f. Unters. d. Nahrungs-& Genussmittel*, iv, Berlin, 1901; 57-62. — *Molkerei-Ztg.*, xi, Berlin, 1901; 50. — *Rev. gén. du lait*, i, Lierre, 1901-1902; 64.

XI. — PETIT-LAIT

1773   631. Rouelle. — Analyse du petit-lait préparé sans crème de tartre. *J. de méd., chir., pharm, &c*, xxxix, Paris, 1773; 250-266.

1793   632. Gellei (M.-R. von). — Abriss einer Molken-und Badcuranstalt für verschiedene hartnäckige Krankheiten. *Wien*, 1793, 8°.

1871   633. Donkin (A.-S.). — The skim-milk treatment of diabetes and Bright's disease, with clinical observations on the symptoms and pathology of these affections. *London*, 1871, Longmans, Green & Co., xx-317 p. 8°.

1883   634. Cold. — Om Centrifugemælk (Du lait centrifugé). *Ugeskr. f. Læger*, 4. R., viii, Kjobenhavn, 1883; 425-435.

635. X... — Centrifugemælken (Laits centrifugés). *Ugeskr. f. Læger*, 4. R., viii, Kjobenhavn, 1883; 465-478.

1887   636. Sée (G.). — Du régime alimentaire. Traitement hygiénique des malades

Paris, 1887, A. Delahaye & E. Lecrosnier, vi-744 p. 8°. (8 fig.) (Cure de petit-lait, de **1887** koumys, p. 714-717).

637. EMERY (F.-E.). — Is skim-, or butter-milk best for pigs ? *North. Carolina Agr.* **1897** *Exp. Stat.*, Bull. 143, 1897; 170-175.

638. HILLS (J.-C.). — What is the most profitable way to dispose of skim-milk ? *U. S. Depart. Agricult., Off. Exp. Stat.*, Bull. 41, Washington, 1897; 95.

639. COTTRELL (H.-M.), OTIS (D.-H.) & HANEY (J.-G.). — Skim milk calves. **1900** *Kansas St. Agr. Exp. Stat.*, Bull. 97, Manhattan, 1900; 117-132. (7 pl.)

640. DICKSON (D.) & MALPEAUX (L.). — Le lait et les aliments artificiels dans l'en- **1901** graissement des veaux. *Ann. agronom.*, xxvi, Paris, 1900; 217-245. (4 fig.). — *Exp. Stat. Rec.*, xii, Washington, 1900-1901; 978.

641. BŒGGILD (B.). — Kjærnemælkens Næringsværdi (La valeur nutritive du lait écrémé). *Mælkeri-Tid.*, xiv, Kjobenhavn, 1901; 559-566.

642. BESANA (C.). — L'utilizzazione del latte magro. Relazione fatta al Congresso degli Agricoltori Italiani tenutosi in Verona nella seduta del giorno 14 giugno 1900. *Ann. d. r. sta². speriment. di caseificio*, (1900). Lodi, 1901; 19-57.

643. BESANA (C.). — Utilisation rurale du lait maigre des centrifuges. *Rev. gén. du lait*, i, Lierre, 1901-1902; 52.

644. GRIMBERT (L.) & LEGROS (G.). — Sur un milieu lactosé, destiné à remplacer le petit-lait tournesolé de Petruchsky. *J. de pharm. & chim.*, 6ᵉ s., xiv, Paris, 1901; 500-505. — *Compt. rend. Soc. de biol.*, liii, Paris, 1901; 912-915.

645. HAECKER (A.-L.). — Feeding skim milk to calves. *Nebraska Agr. Exp. Stat.*, Bull. 68, 1901; 22-29. — *Exp. Stat. Rec.*, xiii, Washington, 1901-1902; 174.

646. HŒFT (H.). — Studien über den Säuregehalt der Molken. *Milch²eitung*, xxx, Leipzig, 1901; 179.—*Chem. Ztg.*, xxv, Cöthen, 1901; (Repert.) 124.—*Ztschr. f. Unters. d. Nahrungs-& Genussmittel*, iv, Berlin, 1901; 892.

647. LOVERDO (J. DE). — Les applications du froid en Belgique. Mercurius et l'utili- sation du lait écrémé. *Laiterie*, xi, Paris, 1901; 186-188.

648. MOMSEN (C.). — Schnellwage für Magermilch « Exact ». *Milch²eitung*, xxx, Leipzig, 1901; 130.

649. MONTELLA (C.). — Influenza della fermentazione lattica sulla densità del siero di latte e variabilità della densità del siero in rapporto alla quantità di acqua aggiunta al latte. *Gior. d. r. Soc. ital. d'ig.*, xxiii, Milano, 1901; 430-434.

650. PABST (C.). — Utilisation des sous-produits de la fabrication du beurre. *Agri- cult. moderne*; Paris, 17 février 1901.

651. SALGE. — Ueber Buttermilch als Säuglingsnahrung. (Ref.)*München. med. Woch.*, xlviii, 1901; 1806. — *Jahrb. f. Kinderh.*, 3. F., iv, Berlin, 1901; 681.

652. ZANDE (V. D.). — Ueber die Entrahmung von Molke mittelst einer Hand- milchschleuder. *Molkerei-Ztg.*, xi, Berlin, 1901; 169.

653. X... — Verwertung der Mager-und Buttermilch. *Milch²eitung*, xxx, Leipzig, 1901: 246, 263.

654. X... — Ein Nährmittel aus Magermilch. *Pharmaceut. Centralh.*, xlii, Dresden, 1901; 41.

XII. — LAIT STÉRILISÉ ET LAIT CONDENSÉ

1871   655. HANNAM (J.). — Preserved milk. *Food. J.*, 1, London, 1871; 352.

1879   656. HEIINER (O.). — Condensed milk. *Analyst*, IV, London, 1879; 72.

1881   657. HOFMANN (FR.). — Ueber die Preise einiger Kindernahrungsmittel. A. Kuhmilch. B. Condensirte Milch. C. Kindermehle. *Jahrb. f. Kinderh.*, n. F., XVI, Leipzig, 1881; 144-158.

1883   658. COERT (J.). — De gecondenseerde melk als kindervoedsel (Le lait condensé dans l'alimentation des jeunes enfants). *Nederl. Tijdschr. v. Geneesk.*, 2. R., XIX, Amsterdam, 1883; 478-481.

659. VIGNAL (W.). — First Swiss alpine milk. *San. Rec.*, n. s., V, London, 1883-84; 127.

1889   660. ESCHERICH (TH.). — Ueber die Keimfreiheit der Milch nebst Demonstrationen von Milchsterilisirungs-Apparaten nach Soxhlet'schem Princip. *München. med. Woch.*, XXXVI, 1889; 783, 801, 824. — *Jahrb. f. Kinderh.*, n. F., XXXI, Leipzig, 1890; 200.

1890   661. CURRIER (C.-G.). — Milk sterilization. *New York M. J.*, II, 1890; 687.

1891   662. KOPLIK (H.). — The sterilization of milk and the status of our knowledge upon the subject. *Arch. Pediat.*, VIII, Philadelphia, 1891; 411-427.

663. MENDELSOHN (W.). — A note on how to obtain the best practical results from the milk sterilizer. (Abstr.) *Arch. Pediat.*, VIII, Philadelphia, 1891; 28.

1895   664. ALLEN (A.-H.). — Note on commercial condensed milk. *Analyst*, XX, London, 1895; 274.

665. PEARMAIN (T.-H.) & MOOR (C.-G.). — The composition and analysis of condensed milk. *Analyst*, XX, London, 1895; 268.

666. X... — The law and condensed milk. *San. Jour.*, n. s., II, Glasgow, 1895-96; 409-412.

1896   667. ALLEN (A.-H.). — Note on the concentration of condensed milk. *Analyst*, XXI, London, 1896; 281.

668. X... — Infant diet and sterilized milk. By a physician. *London*, 1896, S. Low & Co., 46 p. 8º.

1897   669. BOURNEVILLE. — Manuel pratique du garde-malade et de l'infirmière. Tome IV. (Chap. IV. Lait stérilisé.) *Paris*, 1897, Progrès médical, 224 p. 12º.

1898   670. X... — The Brooklyn sterilized milk Co. *New York*, (1898), 11 p. 8º.

1899   671. FÜRST (L.). — Ueber technische Verbesserungen in der häuslichen Milch-Sterilisation. *Centralbl. f. Kinderh.*, IV, Leipzig, 1899; 345-349.

672. X... — Pasteurization of milk in bulk. *Publ. Health*, XII, London, 1899-1900; 546.

1900   673. FABER (H.). — Compulsory pasteurization of milk in Danish dairies as a precaution against the spread of tuberculosis. *Publ. Health*, XIII, London, 1900-1901; 254-261.

674. MARFAN (A.-B.). — Choix d'un procédé de stérilisation dans l'allaitement arti- **1900**
ficiel. *J. de méd. interne*, IV, Paris, 1900; 781-783.

675. ROBIN (A.). — Les maladies de l'estomac. Diagnostic et traitement. *Paris*,
1900-1901, J. Rueff, 1176 p. 8°. (Fig.) (Lait stérilisé, p. 496, 525, 573, 609, 702, 731,
908.)

676. ARAGON (R.). — Sur le scorbut infantile et sur l'emploi du lait stérilisé. *Rev.* **1901**
crit. de méd. & chir., III, Paris, 1901 ; 91-94.

677. AUGAGNEUR (V.). — Distribution de lait stérilisé aux nourrissons indigents et
aux pensionnaires des crèches municipales de Lyon. Rapport du maire. *Rev. de l'ind. lait.*,
III, Annecy, 1901 ; (n. 9) 6-10.

678. CLARKE (E.-A.). — Sterilized milk and infant mortality. *Lancet*, London, 1901,
I; 1426.

679. DRANE (E.-F.) & PRICE (T.-M.). — Die Verdaulichkeit roher, pasteurisierter
und gekochter Milch. (Ref.) *Milchzeitung*, XXX, Leipzig, 1901 ; 711.

680. DU ROI. — Versuche über die Herstellung von Käse aus erhitzter Milch. *Molkerei-Ztg.*, XI, Berlin, 1901 ; 313, 325.

681. FREEMAN (E.-C.). — Milk : good condensed *v.* doubtful fresh. *Brit. M. J.*,
London, 1901, I; 55.

682. HAMMOND (E.-W.). — A biological study of pasteurized and unpasteurized
milk. *Twenty-Sixth Ann. Rep. Ontario Agr. Coll. & Exp. Farm*, Toronto, 1901 ; 77-81.

683. HITTCHER (H.). — Versuche über Käsebereitung aus hochgradig erhitzter
Milch. *Molkerei-Ztg.*, XI, Berlin, 1901 ; 457.

684. HYDE (F.-S.). — Estimation of fat in sweetened condensed milk. *J. Amer.
Chem. Soc.*, XXIII, Easton, Pa., 1901 ; 64.

685. JOHANNESSEN (A.). — Om melkens sterilisation (La stérilisation du lait). *Norsk
Mag. f. Lægevidensk.*, LXII, Kristiania, 1901; 1-23.

686. JOHANNESSEN. — Om sterilisation af mjölk (La stérilisation du lait). *Eira*, XXIV,
Stockholm, 1901 ; 336-344.

687. JOHANNESSEN (A.). — Ueber die Sterilisation der Milch. *Jahrb. f. Kinderh.*,
3. F., III, Berlin, 1901 ; 251-271.

688. JOHANNESSEN (A.). — Stérilisation du lait et mode d'emploi du lait stérilisé.
Compt. rend. XIIIᵉ Cong. internat. de méd., Paris, 1900. Sect. de méd. de l'enf., Paris,
(1901); 61-72, (disc.) 82-88.

689. JOHANNESSEN (A.). — Les procédés de stérilisation et résultats de l'emploi du
lait stérilisé. *Progrès méd.*, 3ᵉ s., XIII, Paris, 1901 ; 124, 148.

690. KASDORF (O.). — Milchverwertung durch Condensation. *Rev. gén. du lait*, I,
Lierre, 1901-1902 ; 73-97. (3 fig.)

691. KLEIN & KIRSTEN (A.). — Weitere Versuche betreffend die Herstellung von
Käsen aus erhitzter Milch. *Milchzeitung*, XXX, Leipzig, 1901 ; 6, 21, 35. — *Rev. gén. du
lait*, I, Lierre, 1901-1902 ; 19.

692. LINDET (E.). — Rapport sur un procédé permettant de rendre plus stable
l'émulsion des globules butyreux en vue de la préparation du lait stérilisé. *Bull. Soc.
d'encourag. à l'ind. nat.*, Paris, 1901 ; (1ᵉʳ sem.) 208.

693. MICHELAZZI (A.). — Sugli effetti tossici della prolungata alimentazione con

1901 latte sterilizzato di animale tubercolotico : ricerche sperimentali. *Ann. d'ig. speriment.*, n. s., xi, Roma, 1901 ; 201-263.

694. RICHMOND (H.-D.). — The use of partially sterilised milk cultures in judging the purity of water. *Analyst*, xxvi, London, 1901 ; 262.

695. RIIBER (S.-H.-R.) & RIIBER (C.-N.). — Die Bestimmung des Rohrzuckers und Milchzuckers in der condensirten Milch. *Ztschr. f. anal. Chem.*, xiv, Wiesbaden, 1901 ; 97-110.

696. SCHAFFER (F.) & SCHÜTZ (J.). — Zuckerbestimmung in der condensierten Milch. *Schweiz. Woch. f. Chem. & Pharm.*, xxxix, Zürich, 1901; 144.

697. TIEMANN (H.). — Ueber die Herstellung von Hartkäsen aus pasteurisierter Milch. *Milchzeitung*, xxx, Leipzig, 1901 ; 386. — *Rev. gén. du lait*, i, Lierre, 1901-1902; 116.

698. TIEMANN (H.). — Versuche über die Herstellung von Hartkäsen aus pasteurisirter Milch unter Anwendung von Kulturen von Milchsäurebakterien sowie peptonisierenden Bakterien. (Vorläufige Mittheil.) *Milchzeitung*, xxx, Leipzig, 1901 ; 195. (1 Fig.)

699. VARIOT (G.). — La valeur nutritive du lait stérilisé dans l'allaitement. *Rev. scient.*, 4 s., xvi, Paris, 1901 ; 225-233. — *Rev. gén. du lait.*, i, Lierre, 1901-1902; 18.

700. X... — Le lait stérilisé. *Cosmos*, n. s., xliv, Paris, 1901 ; 338-340.

701. X... — Condensed milk (« cow's head brand ») slightly sweetened. *Lancet*, London, 1901, ii; 735.

702. X... — Unsweetened condensed Swiss milk (Edelweiss brand). *Lancet*, London, 1901, ii; 151.

XIII. — TRANSMISSION DE MALADIES

1765 703. SAGAR (M.). — Libellus de aphtis pecoris. *Viennæ*, 1765, 8º.

1832 704. DEBAUVE. — Innocuité du lait des nourrices atteintes du choléra. *Bull. gén. de thérap. méd. & chir.*, iii, Paris, 1832 ; 252.

1874 705. THORNE THORNE. — Report on the outbreak of typhoid fever at Brierly. *San. Rec.*, i, London, 1874; 214.

1875 706. DUNCAN (E.). — Typhoid fever; its cause and prevention; illustrated by the recent epidemics in Crosshill and Eaglesham. *Glasgow*, 1875, J. Malehose, 55 p. 8º. (Plan)

707. RADCLIFFE (N.) & POWER (H.). — The outbreak of enteric fever in Marylebone. *San. Rec.*, ii, London, 1875 ; 390.

708. SPEAR (J.). — Report of an epidemic of typhoid fever at Jarrow, due to the distribution of infected milk. *San. Rec.*, iii, London, 1875; 195.

1876 709. STEVENSON. — Milk poisoning in St. Pancras. *San. Rec.*, v, London, 1876; 73.

710. Vallin (E.).—Le lait des vaches phthisiques peut-il transmettre la tuberculose ? **1878**
(& disc.). *Ann. d'hyg.*, 2e s., L, Paris, 1878; 15-50.

711. Christie (J.). — On the outbreak of enteric fever, due to milk contamination, **1879**
in the Northern District of Barony Parish, adjoining Colston Toll. *San. Jour.*, III, Glasgow,
1879-80; 1-11.

712. Russell. — Milk contamination. *San. Rec.*, x, London, 1879; 103.

713. Whitmore. — Diphtheria in milk. *San. Rec.*, x, London, 1879; 160.

714. Wilson (M.). — Infection by milk. *San. Rec.*, x, London, 1879; 145.

715. X... — Scarlatina and milk. *San. Rec.*, n. s., I, London, 1879-80; 308-310.

716. Russell (J.-B.). — On certain epidemic outbreaks of enteric fever, in April **1880**
1880, traced to contamination of milk, being a report presented to the Police Board of
Glasgow. *San. Jour.*, IV, Glasgow, 1880-81; 193-213.

717. Beveridge (R.). — Account on an anomalous disease allied to enteric fever, **1881**
which occurred at Aberdeen towards the end of March and the beginning of April 1881,
supposed to have been propagated through the medium of infected milk. *San. Jour.*, V,
Glasgow, 1881-82; 73-79, 204-212.

718. Ewart (J.-C.). — On a new form of febrile disease associated with the presence
of an organism distributed with milk from the Oldmill Reformatory School, Aberdeen.
Proc. Roy. Soc., XXXII, London, 1881; 492.

719. Parsons. — Typhoid fever at Bridlington due to infected milk. *San. Rec.*, n. s.,
III, London, 1881-82; 100.

720. Atkinson (F.).—The dissemination of disease by milk. *San. Rec.*, n. s., V, Lon- **1883**
don, 1883-84; 93.

721. Parkes (L.). — Milk and disease (& disc.). *San. Rec.*, n. s., VIII, London. 1886, **1886**
87; 179.

722. Simpson (W.-J.). — Report of an outbreak of cholera on board the sailing ship **1887**
« Ardenclutha » in the port of Calcutta, and at Howrah, due to contaminated milk from
the same source. *San. Jour.*, XI, Glasgow, 1887-88; 129-139.

723. X... — The propagation of cholera through the medium of milk. *San. Jour.*, XI,
Glasgow, 1887-88; 142-145.

724. Russell (J.-B.). — Milk-scarlatina, Garnethill.-Infection direct from the cow. **1888**
San. Jour., XII, Glasgow, 1888-89; 70-74.

725. Woodhead (G.-S.). — On tuberculosis and tabes mesenterica. Infection by
milk. *Publ. Health*, I, London, 1888-89; 132.

726. Fox. — Milk and diphtheria. *San. Rec.*, n. s., XI, London, 1889-90; 596. **1889**

727. Jacobi (A.). — Therapeutics of infancy and childhood. v. Infectious diseases.
Arch. Pediat., VI, Philadelphia, 1889; 513-526.

728. Ernst. — How far may a cow be tuberculous before her milk becomes dange- **1890**
rous? *Massachusetts Agricult. Coll., Hatch Stat.*, Bull. 8, 1890.

729. Mac Vail (J.-C.). - Notes on an outbreak of milk scarlatina. *San. Jour.*, XIV,
Glasgow, 1890-91; 73-76.

730. Bang (B.). — On the alleged danger of consuming the apparently healthy meat **1891**
and milk of tuberculous animals. *Rep. 7. Internat. Cong. Hyg. & Demogr.*, (1891). Lon-

1891 don, 1891; 135. — *Tr. 7. Internat. Cong. Hyg. & Demogr.*, (1891). London, 1892; 193-197.

1894 731. Brindeau. — De l'infection du nouveau-né par le lait de la mère (et disc.). *J. de méd. de Paris*, 2ᵉ s., vi, Paris, 1894; 300.

732. Carpenter (G.). — A limited outbreak of scarlatina from milk contamination. *Arch. Pediat.*, xi, New York, 1894; 290-292.

1895 733. Damourette. — Affections des nourrissons consécutives à la galactophorite de la nourrice. *Rev. mens. d. mal. de l'enf.*, xiii, Paris, 1895; 11-18.

734. Evans (A.). — On an outbreak of scarlet fever in Bradford, due to infected milk. *Publ. Health*, viii, London, 1895-96; 138.

735. Welply (J.-J.). — Creameries and infectious diseases. *London*, 1895, 59 p. 8°.

1896 736. Mac Vail (J.-C.). — History of an outbreak of enteric fever (through milk). *San. Jour.*, n. s., iii, Glasgow, 1896-97; 265-276.

737. Nelson (J.). — The suppression and prevention of tuberculosis of cattle and its relation to human consumption. *New Jersey Agr. Exp. Stat.*, Bull. 118, 1896, 24 p. 8°.

1897 738. Mackenzie (W.-L.). — Two milk outbreaks of scarlet fever. *San. Jour.*, n. s., iv, Glasgow, 1897-98; 233-239.

739. Mackenzie (W.-L.). — Milk outbreak of scarlet fever. *San. Jour.*, n. s., iv, Glasgow, 1897-98; 315-317.

1899 740. X... — Tuberculosis of the udder. *San. Jour.*, n. s., vi, Glasgow, 1899-1900; 515-532.

1900 741. Bang. — Die Bang'sche Schrift zur Bekämpfung der Tuberkulose beim Kindvieh. *Milchzeitung*, xxix, Leipzig, 1900; 380, 613, 630, 646.

742. Devito (T.-A.). — Il latte e la tubercolosi. *Natura & arte*, x, Milano, 1900; 5.

743. Grillot (M.). — Le lait et la tuberculose. *Hyg. lactée*, iii, Paris, 1900; 257-258.

744. Lamson (H.-H.). — Bovine tuberculosis. *New Hampshire Coll. Agr. Exp. Stat.*, Bull. 78, 1900; 163-178. (1 fig.)

745. Nocard (E.). — Mammite tuberculeuse expérimentale chez la vache et la chèvre en lactation. *Rec. de méd. vét.*, 8ᵉ s., vii, Paris, 1900; 721-727.

746. X... — Milk epidemics of scarlet and typhoid fever. *San. Jour.*, n. s., vii, Glasgow, 1900-1901; 133-145.

1901 747. Alsberg (M.). — Typhus und Milchsterilisation. *Abhandl. & Ber. d. Ver. f. Naturk. zu Kassel*, xlvi, 1901; 50-60.

748. Aspe (N.). — Papel etiológico de la leche en la transmisión de la tuberculosis. *Rev. de med. & cirurg. pract.*, xxv, Madrid, 1901; 241-253.

749. Baillet (L.). — Transmission des maladies contagieuses des animaux à l'homme. *Rec. de méd. vét.*, 8ᵉ s., viii, Paris, 1901; 417, 553.

750. Baudoin (F.). — Contagion directe de la tuberculose par le lait cru. *Hyg. lactée*, iv, Paris, 1901; 290.

751. Bertin-Sans (H.). — Mesures contre la transmission de la tuberculose par le lait de vache. *Bull. Conseil d'hyg. de Montpellier*, 1901, 8°.

752. Biedert & Biedert (E.). — Milchgenuss und Tuberkulosesterblichkeit. *Berlin. med. Woch.*, xxxviii, 1901; 1177-1180. (6 Curv.)

753. Bovaird (D.). — Primary intestinal tuberculosis in children ; its frequency and the evidence of its relation to bovine tuberculosis. *Arch. Pediat.*, xviii, New York, 1901 ; 881-893.   **1901**

754. Bryett. — Scarlet fever and milk. (Abstr.) *Brit. M. J.*, London, 1901, ii ; 1003.

755. Davies (D.-S.). — The use of the graphic method in tracing the distribution of milk-carried scarlet fever illustrated by an outbreak in Clifton in 1900. *J. Hyg.*, i, Cambridge, 1901 ; 388-390. (1 chart)

756. Dollar (J.-A.-W.). — Tuberculosis and the milk supply. (Abstr.) *Brit. M. J.*, London, 1901, ii ; 216. — *Lancet*, London, 1901, ii ; 244.

757. Fulton (J.-E.). — The Elkton milk epidemic of typhoid fever. *J. Hyg.*, i, Cambridge, 1901 ; 442-429.

758. Gardenghi (G.-F.). — Sulla transmissibilità della tubercolosi per mezzo del latte. *Rendic. d. Assoc. med.-chir.*, ii, Parma, 1901 ; 6.

759. Kober (G.-M.). — Conclusions based upon three hundred and thirty outbreaks of infectious diseases spread through the milk-supply. *Amer. J. M. Sc.*, cxxi, Philadelphia & New York, 1901 ; 522-556. — *Jahrb. f. Kinderh.*, 3. F., iv, Berlin, 1901 ; 214.

760. Mac Fadyean (J.). — An address on tubercule bacilli in cow's milk as a possible source of tuberculous disease in man. *J. State Med.*, ix, London, 1901 ; 556-570. — *Lancet*, London, 1901, ii ; 268-271. — *Brit. M. J.*, London, 1901, ii ; 323. — *München. med. Woch.*, xlviii, 1901 ; 1332.

761. Mac Fadyean (J.). — Les bacilles tuberculeux dans le lait de vache comme source possible de la tuberculose de l'homme. (Trad.) *Rev. d'hyg.*, xxiii, Paris, 1901 ; 723-731.

762. Michelazzi (A.). — Il latte e le carni come veicolo d'infezioni e d'intossicazioni. Rivista delle principali ricerche sull'argumento e loro applicazione all'igiene. *Pediatria*, ix, Napoli, 1901 ; 253.

763. Newman (G.). — The spread of scarlet fever by milk. *Lancet*, London, 1901, i ; 1427. — *Brit. M. J.*, London, 1901, i ; 1427. — *Rev. d'hyg.*, xxiii, Paris, 1901 ; 949.

764. Nocard. — Mammite tuberculeuse expérimentale chez la vache et la chèvre en lactation. *Compt. rend. XIIIe Cong. internat. de méd., Sect. de pathol. gén. & pathol. expériment., 1900.* Paris, (1901) ; 335-339. (2 courbes)

765. Ostertag. — Koch's Mittheilung über die Beziehungen der Menschen-zur Hausthiertuberkulose. *Ztschr. f. diät. & physik. Therap.*, v, Leipzig, 1901-1902 ; 476-489.

766. Rabinowitsch (L.). — The infectiousness of the milk of tuberculous cows ; the bacteriological diagnosis, and the practical value of tuberculin for the extermination of tuberculosis among cattle. *Lancet*, London, ii, 1901 ; 838-841. — *Brit. M. J.*, London, 1901, ii ; 214.

767. Ricker. — Typhus durch Molkereien. *Ztschr. f. Unters. d. Nahrungs- & Genussmittel*, iv, Berlin, 1901 ; 80.

768. Roger (G.-H.). — Les maladies infectieuses. *Paris, 1902, Masson & Cie,* xiv-1520 p. 8°. (Transmission des infections, de la tuberculose par le lait : p. 85-89, 497.)

1901 769. Russèll (H.-L.). — Bovine tuberculosis and milk supply. *Philadelphia M. J.*, VIII, 1901 ; 829-833.

770. Sanchez y Rubio (E.). — A propósito de la transmisión de la tuberculosis por la leche. *Siglo méd.*, XLVIII, Madrid, 1901 ; 574.

771. Schuppenhauer (R.). — Zur Frage der tuberkulösen Infektion durch Nahrungsmittel, mit besonderer Berücksichtigung der Milch. *Berlin*, 1901, Boas, 32 p. 8°.

772. Tonzig (C.). — Sulla parte che il latte prende nella diffusione della tubercolosi con speciali ricerche sul latte del mercato di Padova. *Ann. d'ig. speriment.*, n. s., XI, Roma, 1901 ; 125-141. — *Centralbl. f. Bakteriol.*, 1. Abth., XXIX, Jena, 1901 ; 955.

773. X... — Tuberculosis and the milk and meat supply. (Abstr.) *Brit. M. J.*, London, 1901, II ; 751.

774. X... — A milk outbreak of scarlet fever in London. (Abstr.) *Brit. M. J.*, London, 1901, II ; 1555.

775. X... — Professor Koch and tuberculous milk and meat. *Lancet*, London, 1901, II ; 217.

776. X... — Scarlet fever and milk. *Lancet*, London, 1901, II ; 1351.

XIV. — INDUSTRIE LAITIÈRE

1785 777. Chabert & Huzard. — Instruction sur la manière de conduire et gouverner les vaches laitières. Imprimé par ordre du gouvernement. *Paris*, 1785, 12°.

1797 778. Chabert & Huzard. — Instruction sur la manière de conduire et gouverner les vaches laitières. *Paris, an V* (1797), Mme Huzard, 8°.

1800 779. Déyeux. — Vergleichende Untersuchung der Milch zweier Kühe, die nach einander mit gewöhnlichem Futter und mit türkischem Weizen gefüttert sind. *Crell's chem. Ann.*, 1800, Helmstädt, 1 ; 77-83.

780. Wichmann. — Abbildung und Beschreibung eines englischen Milchhauses, seiner vortheilhaften äusseren und nützlichen inneren Bauart, begleitet mit einer Abhandlung über Kuhmelkerei und deren Bewirthschaftung. Aus dem Englischen von... *Leipzig*, 1800, 8°.

1802 781. Ciszeville (C.). — Description des emplacements qu'il faut choisir de préférence pour la construction des laiteries, suivie de l'énumération des signes auxquels on reconnaît si une vache sera bonne laitière. *Rouen, an X* (1802), 8°.

1804 782. Laubender. — Grundsätze und Erfahrungen zur Erzielung einer reichen Milchwirthschaft. *Nürnberg*, 1804, 8°.

1829 783. Harley (W.). — The Harleian dairy system; and an account of the various methods of dairy husbandry pursued by the Dutch, also a new and improved mode of ventilating stables, with an appendix, etc. *London*, 1829, J. Ridgway, XXXVI-288 p. 8°.

784. Braconnot. — Procédé pour réduire le lait sous un petit volume, afin de **1830** pouvoir le conserver et le rendre en même temps d'un goût plus agréable. (Extrait d'un mémoire sur le lait, communiqué à la Société royale des sciences de Nancy.) *Ann. d'hyg.*, Iʳᵉ s., IV, Paris, 1830 ; 431.

785. Blanc (S.). — Milchwirthschaft und Käsebereitung wie sie auf den Alpen und **1859** in den besten Dorfkäsereien der Schweiz, namentlich der Kantone Bern, Freiburg und Waadt betrieben wird, mit einer medizinischen Abhandlung, das Hornvieh in gesundem und krankem Zustande zu behandeln. *Bern*, 1859, 8°. (8 Taf.)

786. Selmi (A.). — Dell'alimentazione del bestiame, da carne, da lavoro e da latte **1869** e dell' alimentazione dei contadini. Lezioni d'economia rurale. *Milano*, 1869, G. Brigola, XXVII-306 p. 8°.

787. Atcherley (R.-J.). — Notes on milk with plain directions for its preservation **1877** in the dairy, its safe transit by railway and an exposition of its dietetic qualities generally, addressed to proprietors of dairy farms and to all consumers of milk. *London*, 1877, publ. by the author, 32 p. 8°.

788. Besana (C.). — Conservazione delle sostanze vegetali ed animali. *Torino*, **1878** 1878, 8°. (Encicl. agraria italiana.)

789. Dun (F.). — American farming and food. *London*, 1881, Longmans, **1881** Green & Co., VIII-477 p. 8°.

790. Borger (J.-R.). — Praktisch leesboek over zuivelbereiding (Manuel pra- **1883** tique d'industrie laitière). *Arnhem*, 1883, 164 p. 8°.

791. Sheldon (J.-P.). — Dairy farming. *London*, 1883-1885, 4°.

792. Mariboe (A.). — The Danish dairy. (Health Exhibition Lectures.) *London*, **1884** 1884, 17 p. 8°.

793. Sagnier (H.). — La laiterie de la ferme de Longuerne. *Compt. rend. Assoc. p. l'avanc. d. sc.* (12ᵉ sess., Rouen, 1883). Paris, 1884 ; 838-841.

794. Sheldon (J.-P.). — The English dairy. (Health Exhibition Lectures.) *London*, 1884, 20 p. 8°.

795. Smithard (M.). — Dairy management. (Health Exhibition Lectures.) *London*, 1884, 14 p. 8°.

796. Long (J.). — British dairy farming. *London*, 1885, 503 p. 8°.   **1885**

797. Maigne (W.). — Manuel de la laiterie. *Paris*, 1885, Encyclopédie Roret, 356 p. 8°.

798. Roth (H.-L.). — Franco-Swiss dairy-farming. *London*, 1885, 8°.

799. Bagot (R.-W.). — Dairy factories and home dairying. *Dublin*, 1886, 8°.   **1886**

800. Baldwin (T.). — Dairy management. *Dublin*, 1886, 48 p. 12°.

801. British Dairy Farmers' Association. — Proceedings of the Dairy Conference. *London*, 1886, 8°.

802. Knight & Co. — Manual of Acts relating to dairies. *London*, 1886, 35 p. 8°.

803. Bœggild (B.). — Andelsmælkerier (Les laiteries coopératives). *Kjobenhavn*, **1887** 1887, P. G. Philipsen, 97 p. 8°.

804. Lohest (C.). — Rapport sur l'enseignement laitier en Danemark. *Bruxelles*, 1887, 56 p. 8°.

1887   805. Mackay (G.-A.-D.). — Summary of the requirements of the dairies, cowsheds and milk-shops orders of 1885 and 1887. *San. Jour.*, xi, Glasgow, 1887-88 ; 74-76.

1888   806. Mac Callum (R.-M.). — Report on dairy factories in New Zealand. *Wellington*, 1888, 44 p. 8º.

807. Upton (H.-M.). — Profitable dairy-farming. *London*, 1888, 203 p. 8º.

1889   808. Long (J.). — The dairy farm. *London*, 1889, 115 p. 8º.

809. Long (J.). — Reports on the relation of dairy-produce of New Zealand to the English market. *Wellington*, 1889, 108 p. 8º.

810. Lundin (K.-F.). — Vara mejeriprodukter i England. (Nos produits de laiterie en Angleterre.) *Stockholm*, 1889, P. A. Nordstedt & Söner, 128 p. 8º.

811. Martinet (G.). — La situation de l'industrie laitière en Suisse. *Lausanne*, 1889, 79 p. 8º.

1890   812. Lundin (K.-F.). — Mjölkens betalning efter fetthalt (Le paiement du lait suivant son pourcentage en matière grasse). *Stockholm*, 1890, A. Bonnier, 50 p. 8º.

813. Lundin (K.-F.). — God mjölk till mejerierna (De la qualité du lait à fournir aux laiteries). *Stockholm*, 1890, A. Bonnier, 80 p. 8º.

814. Russell (J.-B.). — On some of the relations of the business of the dairy farmer to public health. *San. Jour.*, xiv, Glasgow, 1890-91 ; 65, 102.

1891   815. Bœggild (B.). — Mælkeribruget i Danmark (La laiterie en Danemark). *Kjöbenhavn*, 1891, P.-G. Philipsen, 626 p. 8º.

816. Cruiskshank (A.-W.). — Dairy and buttermaking. *Edinburgh*, 1891, 29 p. 8º.

817. Lundin (K.-F.). — Om andelsmejerier (Les laiteries coopératives). *Stockholm*, 1891, A. Bonnier, 90 p. 8º.

818. Stephens (H.). — The book of the farm, detailing the labor of the farmer. farm steward, phougman, etc. (4ᵉ ed. revised and in great part rewritten by J. Macdonald.) *Edinburgh & London*, 1891, Will. Blackwood & Sons, 3 vol. 8º. (With fig. & plates)

1892   819. Van Slyke (L.-L.). — Some old mistakes and some new facts relating to the composition of milk and cheese. *Sixtenth Ann. Rep. New York St. Dairymen's Assoc.*, 1892 ; 130-143.

820. X... — England. Board of Agriculture. Reports on dairy farming in Denmark, Sweden and Germany. *London*, 1892, 73 p. 8º.

1893   821. Coit (H.-L.). — Plan of an improved dairy, with illustrations (and discussion). *Arch. Pediat.*, x, New York, 1893 ; 951.

822. Georgeson (C.-C.). — Report on the dairy industry of Denmark. *U. S. Depart. Agricult.*, 1893, (Bull. 5), 133 p. 8º.

823. Muir (J.). — Manual of dairy work. *London*, 1893, 93 p. 8º.

824. Sheldon (J.-P.). — British dairying. *London*, 1893, 170 p. 8º.

1894   825. Battle (H.-B.). — The progress of the dairy industry in North Carolina. *North Carolina Agr. Exp. Stat.*, Bull. 101, 1894 ; 219-224.

826. Emery (F.-E.). — Encouragement to the dairy interests of North Carolina through the medium of the State fairs. *North Carolina Agr. Exp. Stat.*, Bull. 102, 1894 ; 227-236.

827. Jones (E.-M.). — Laiterie payante. *Trois-Rivières*, 1894, 100 p. 8º.

828. Stewart (H.). — The dairyman's manual. *New York*, 1894, 475 p. 8º. (Illustr.)

829. Van Slyke (L.-L.). — Investigation relating to the manufacture of cheese. In **1894** five parts. Part v. Fat in milk as a practical basis for determining the value of milk or cheese-making. *New York Agr. Exp. Stat.*, Bull. 68, 1894; 205-248.

830. Ward (R.-P.). — Dairy industry and dairy farming in Denmark. *Crewe*, 1894, 34 p. 8°.

831. Allen (E.-W.). — Derniers progrès en laiterie. *Louvain*, 1895, 67 p. 8°. **1895**

832. Cameron (R.-W.-D.-M.). — Dairy farms and their wells. *San. Jour.*, n. s., ii, Glasgow, 1895-96; 57-61.

833. Deleu & Tanghe. — L'industrie laitière dans les pays du Nord. *Bruxelles*, 1895, Weissenbruch, 8°.

834. Emery (F.-E.). — Milk records and tests. i. Milk record at the Experiment Farm. ii. Variations of milk-yield caused by variations in milking. iii. A test showing that cows are affected by changes in stables routine. *North Carolina Agr. Exp. Stat.*, Bull. 116, 1895; 185-196.

835. Emery (F.-E.). — Tests of dairy implements and practises. i. The Berrigan separator. ii. The horizontal de Laval separator. iii. The cooley creamer. iv. The ordinary milk-setting system. v. The U. S. hand separator. vi. The Victoria hand separator. *North Carolina Agr. Exp. Stat.*, Bull. 114, 1895; 135-158.

836. Gorini (G.). — Conservazione delle sostanze alimentari. Terza ed. interamente rifatta dai dottori G. B. Franceschi e G. Venturoli. (Capitolo v-vii : Del latto, del burro, del formaggio.) *Milano*, 1895, viii-256 p. 8°.

837. Lundin (K.-F.). — Studier pa Engelska smörmarknaden (Études sur le marché du beurre en Angleterre). *Stockholm*, 1895, Nord. Mej. Tidn., 80 p. 8°.

838. Murray (G.). — Suggestions on the management and feeding of the dairy cow. *London*, 1895, 18 p. 8°.

839. Woods (Ch.-D.). — Butter-fat *vs.* space system for paying for cream at creameries. *Seventh Ann. Rep. Storrs Agr. Exp. Stat.*, (1894). Middletown, 1895; 7-16.

840. Alvord (H.-E.). — Statistics of dairy. *U. S. Depart. Agricult.*, *Bureau Animal* **1896** *Ind.*, Bull. 11, Washington, 1896, 53 p. 8°.

841. Bøggild (B.). — Mælkeribruget i Danmark (L'industrie laitière en Danemark). *Kjobenhavn*, 1896, E. Bojesen, x-627 p. 8°. (307 Fig.)

842. Boiret (H.). — Origine et développement de l'industrie du gruyère dans la Haute-Savoie. *Ann. agronom.*, xxii, Paris, 1896; 97-116.

843. Fleischmann (W.). — The book of the dairy. A manual for the science and practice of dairy work. Translated from the German... by C. M. Aikman and R. P. Wright. *London*, 1896, Blackie & Son, xxiv-344 p. 8°.

844. Gabet (V.). — Des sociétés fromagères de Franche-Comté. *Paris*, 1896, 109 p. 8°.

845. Long (J.). — Cheese and cheese-making, butter and milk. With special reference to continental fancy cheeses. By J. Long and John Benson. *London*, 1896, Chapman & Hall, viii-150 p. 8°.

846. Trueman (J.-M.). — Building creameries and organization of co-operative creamery companies. *South Dakota Agr. Coll. & Exp. Stat.*, Bull. 46, 1896, 18 p. 8°. (2 plans.)

1896

847. Wilson (J.-T.). — Dairy sanitation. *San. Jour.*, n. s., III, Glasgow, 1896-97; 650-657.

848. X... — Queensland. Department of Agriculture. Dairying in Queensland, etc. *Brisbane*, 1896, 30 p. 8°.

1897

849. Bœggild (B.). — Mælkeribruget i fremmede Lande (La laiterie à l'étranger). *Kjobenhavn*, 1897, Det nord. Forlag, 337 p. 8°.

850. Boiret (H.). — Les fruitières de la Haute-Savoie. Situation au 1er janvier 1897. *Annecy*, 1897, Impr. Hérisson & Cie, 16 p. 8°.

851. Emery (F.-E.). — Comparative effect of some rations fed to milch cows. *North Carolina Agr. Exp. Stat.*, Bull. 143, 1897; 161-169.

852. Georgeson (C.-C.). — How shall selling milk on the basis of quality be accomplished in the detail trade. *U. S. Depart. Agricult., Off. Exp. Stat.*, Bull. 41, *Washington*, 1897; 93.

853. Henry (G.). — Nouveau manuel complet d'industrie laitière pour la province de Québec. *Québec*, 1897, Proulx & Proulx, VI-406 p. 8°.

854. Mac Vail (J.-C.). — Dairy sanitation. *San. Jour.*, n. s., IV, Glasgow, 1897-1898; 546-549.

855. Reul. — La bonne vache laitière. *Bruxelles*, 1897, 8°.

856. Vorhees (E.-B.). — Should milk be sold on the basis of quality? *U. S. Depart. Agricult., Off. Exp. Stat.*, Bull. 41, Washington, 1897; 91.

857. Voorhees (L.-B.) & Lane (C.-B.). — The cost and feeding value of the dry matter of dried corn fodder and of silage. *New Jersey Agr. Exp. Stat.*, Bull. 122, 1897, 16 p. 8°.

1898

858. Bonnin (L.). — L'industrie laitière à Maurice. *Port-Louis (Ile Maurice)*, 1898, 80 p. 8°.

859. Cottrell (H.-M.), Burtis (F.-C.) & Otis (D.-H.). — Feed and care of the dairy cow. *Kansas St. Agr. Exp. Stat.*, Bull. 81, Manhattan, 1898, 38 p. 8°.

860. Forest (H.-P. de). — The centrifuge as an aid to diagnosis; with a demonstration of the urine-sedimentor, hematokrit, and the special apparatus for the examination of milk and sputum. *Brooklyn M. J.*, XII, 1898; 361-372.

861. Lawes (J.-B.) & Gilbert (J.-H.). — The valuation of the manure obtained by the consumption of foods for the production of milk. *J. Roy. Agr. Soc. England*, 3. s., IX, London, 1898; 103.

1899

862. Alvord (H.-E.). — Breeds of dairy cattle. *U. S. Depart. Agricult.*, Farmers' Bull. 106, Washington, 1899, 48 p. 8°. (21 fig.)

863. Antonis (F.). — Comment on peut empêcher le lait de tourner. *Rev. de l'ind. lait.*, I, Annecy, 1899; (n. 4) 12.

864. Benque (A.). — L'industrie laitière de Mamirolle (Rapport de stage). *Ann. de l'École d'agricult. de Montpellier*, (1897-1898). X, 1899; 237-278.

865. Cochran (C.-B.). — Milk preservatives. *Pennsylvania Depart. Agricult.*, Rep. 1899; 277-289. — *Exp. Stat. Rec.*, XII, Washington, 1900-1901; 680.

866. Greaves (R.-M.). — The trials of cream separators at Maidstone, with notes by the Society's consulting chemist on the efficiency of separation. *J. Roy. Agr. Soc. England*, 3. s., X, London, 1899; 529-544.

867. HAYWARD (H.). — The value of whole milk for the production of veal. *Pennsylvania Agr. Exp. Stat.*, Rep. 1899; 142-159. — *Exp. Stat. Rec.*, XII, Washington, 1900-1901; 669.

868. MALHERBE (G.). — Les fromageries ou fruitières coopératives. Études théoriques et pratiques par G. Malherbe, avec la collaboration de M. Schreiber. *Binche-Bruxelles*, 1899, VIII-180 p. 8°.

869. MALHERBE (G.) & SCHREIBER (C.). — Les syndicats de laiteries. Étude théorique et monographique. *Binche & Bruxelles*, 1899, O. Schepens, 83-III p. 8°.

870. MOORE (J.-S.). — Feeding cotton seed, cottonseed meal and corn to dairy cows. *Mississippi Agr. Exp. Stat.*, Bull. 60, 1899; 4-13.

871. MOREAU (F.). — Production annuelle de la vache laitière. Quantité et qualité. *Rev. de l'ind. lait.*, I, Annecy, 1899 ; (n. 11) 8-11.

872. PHELPS (C.-S.). — Tuberculous cows and the use of their milk in feeding calves. *Connecticut Storrs Agr. Exp. Stat.*, Rep. 1899; 150-167. — *Exp. Stat. Rec.*, XII, Washington, 1900-1901; 1086. — *Eleventh Ann. Rep. Storrs Agr. Exp. Stat.*, (1898). 1899; 100-112.

873. TISSOT. — Les divers produits retirés du lait dans une fruitière. *Rev. de l'ind. lait.*, I, Annecy, 1899; (n. 12) 6-8.

874. TRIGAUT (J.). — Les laiteries coopératives en Belgique et à l'étranger. *Binche & Bruxelles*, 1899, O. Schepens, 141-V p. 8°.

875. WATERS (H.-J.) & HESS (E.-H.). — Corn sillage, sugar beets, and mangels. A comparison of their value as dairy foods. *Pennsylvania Agr. Exp. Stat.*, Rep. 1899; 111-123.

876. WINTON (A.-L.), Ogden (A.-W.) & LANGLEY (C.). — Milk and cream sampled and sent by individuals. *Rep. Connecticut Agr. Exp. Stat.*, (1899-1900). Part II : Food products, 1900; 134-136.

877. BŒGGILD (B.). — Andelsmælkerierne (Les laiteries coopératives). *Kjobenhavn*, 1900, Milo, 39 p. 8°.

878. BUISSON. — Les fruitières de la Haute-Garonne. *Paris*, 1900, Impr. Nat., 8°.

879. CARLYLE (W.-L.). — Record of the University dairy herd. *Agr. Exp. Stat. Univ. Wisconsin*, Rep. 1900; 314-335. (14 fig.) — *Exp. Stat. Rec.*, XIII, Washington, 1901-1902; 81.

880. CORAS. — De la valeur comparative du lait converti en beurre et en fromage. *Rev. de l'ind. lait.*, II, Annecy, 1900; (n. 9) 7-15.

881. CUILLERY (J.). — Influence de la nourriture, du climat, du mode d'entretien des animaux de la ferme sur la production des qualités laitières des vaches. *Rev. de l'ind. lait.*, II, Annecy, 1900; (n. 5) 7.

882. DONATI (V.). — La laiterie en Corse. *Rev. de l'ind. lait.*, II, Annecy, 1900; (n. 3) 2.

883. FRÉDEMYRRHE (F.). — La traite mécanique des vaches. *Rev. de l'ind. lait.*, II, Annecy, 1900; (n. 5) 2-6.

884. GORIO (G.). — Die Alp- und Milchwirthschaft in der Lombardei. *München*, 1900, Kastner & Lossen, 94 p. 8°. (*Staatwirtsch. Diss.*) — *Mitth. d. milchwirtsch. Ver. im Allgäu*, XI, Memmingen, 1900; 184-186.

1900

885. Hæcker (T.-L.). — Feeding dairy cows. *Minnesota Agr. Exp. Stat.*, Bull. 67, 1900; 517-556.

886. Hayward (H.). — Rye meal and quaker-oats feed for milk production. *Pennsylvania Agr. Exp. Stat.*, Bull. 52, 1900, 8 p. 8°. — *Exp. Stat. Rec.*, xII, Washington, 1900-1901; 678.

887. Hutchinson (R.). — Food and the principles of dietetics. (Chapter vIII. Foods derived from milk.) *London*, 1900, E. Arnold, xvIII-548 p. 8°. (With plates & diagr.)

888. Laigue (G. de). — Le commerce et l'industrie du lait, du beurre et du fromage en Hollande. *Bull. Ministère de l'agricult.*, xIX, Paris, 1900; 261-276. — *Rev. de l'ind. lait.*, II, Annecy, 1900; (n. 8) 6-12.

889. Lezé (R.). — La sélection des vaches laitières. *Rev. de l'ind. lait.*, II, Annecy, 1900; (n. 7) 8-11.

890. Linfield (F.-B.). — Experiments with milch cows. *Utah Agr. Exp. Stat.*, Bull. 68, 1900; 167-309. (7 fig. & 9 diagr.) — *Exp. Stat. Rec.*, xII, Washington, 1900-1901; 781-784.

891. Lundin (K.-F.). — Mejerihandteringens utveckling och smörtillverkningens centralisering (Le développement de l'industrie laitière et la centralisation de la fabrication du beurre). *Stockholm*, 1900, Nord. Mej. Tidn., 274 p. 8°.

892. Malpeaux. — Le lait et les aliments artificiels dans l'engraissement des veaux. *Rev. de l'ind. lait.*, II, Annecy, 1900; (n. 7) 11-16.

893. Mazza (C.). — Sull' impiego di alcuni metodi fisici per rendere innocuo e conservare commercialmente il latte. *Ingegnere igienista*, I, Torino, 1900; 269.

894. Mintrop (W.). — Etwas über alte und neue Milchwirthschaft, nebst Mittel und Wege zur höchsten Verwertung der Kuhmilch. *Stuttgart*, 1900, E. Ulmer, III-50 p. 12°.

895. Monvoisin (A.). — L'industrie laitière en Danemark. *Rev. de l'ind. lait.*, II, Annecy, 1900; (n. 1) 9-16, (n. 2) 11-16.

896. Moore (J.-S.). — Dairy husbandry. *Mississippi Agr. Exp. Stat.*, Rep. 1900; 25-33.

897. Moreau (F.). — Les races de chèvres. *Rev. de l'ind. lait.*, II, Annecy, 1900; (n. 11) 11-14.

898. Pearson (R.-A.). — National and State dairy laws. *U. S. Depart. Agricult.*, Bureau Animal Ind., Bull. 26, 1900, 110 p. 8°.

899. Raquet (H.). — Des températures favorables à l'écrémage naturel. *Rev. de l'ind. lait.*, II, Annecy, 1900; (n. 3) 3-6.

900. Redding (R.-J.). — Practical dairying. *Georgia Agr. Exp. Stat.*, Bull. 49, 1900; 177-205.

901. Sallaz (J.). — Antiseptiques pour la conservation du lait. *Rev. de l'ind. lait.*, II, Annecy, 1900; (n. 1) 2.

902. Sartori (G.). — L'applicazione dei fermenti selezionati nella preparazione del burro in Italia. Relazione fatta al Congresso degli agricoltori italiani tenutosi in Verona nei giorni 11-14 giugno 1900. *Roma*, 1900, Tip. Agostiniana, 19 p. 8°.

903. STOKES (A.-W.). — Influence of intervals between milkings on quality of **1900**
milk. *Dairy*, XII, 1900; 319. — *Exp. Stat. Rec.*, XII, Washington, 1900-1901 ; 590.

904. SUNDBÄRG (G.). — La Suède, son peuple et son industrie. (I. Industrie : II.
Agriculture et élevage de la Suède. 3. Industrie laitière, par N. Engström.) *Stockholm*,
1900, Impr. royale, 2 vol. 8⁰. (Fig. & cartes)

905. THOMSON (G.-S.). — Contamination of dairy produce and its causes. *J. Agricult. & Ind. South Australia*, IV, 1900; 257-263.

906. THOMSON (G.-S.). — Preservatives in dairy products. *J. Agr. & Ind. South
Australia*, IV, 1900; 969-981. — *Exp. Stat. Rec.*, XII, Washington, 1900-1901 ; 879.

907. TIOULEV (Iv.). — (Le meilleur procédé pour reconnaître et élever les vaches qui
donnent du lait en abondance.) *Vétérin. Sbirka*, IX, Sophia, 1900; 105-116 (8 fig.), 129-
147 (10 fig.).

908. WING (H.-J.). — Feeding experiments. *Georgia Agr. Exp. Stat.*, Bull, 49, 1900;
207-227. — *Exp. Stat. Rec.*, XII, Washington, 1900-1901 ; 982.

909. ALTROCK (W. von). — Rück-und Ausblick auf das deutsche Molkereigewerbe. **1901**
Milchzeitung, XXX, Leipzig, 1901; 451, 465.

910. ADAM (G.). — La laiterie dans les Vosges. *Rev. de l'ind. lait.*, III, Annecy,
1901 ; (n. 3) 3-6. — *Laiterie*, XI, Paris, 1901 ; 103.

911. ADAM (G.). — Alimentation rationnelle des animaux. *Rev. de l'ind. lait.*, III,
Annecy, 1901 ; (n. I) 10-14.

912. BECK (N.). — Det gode fynske Kvægs Ydeævne (La bonne vache de race fin-
landaise). *Mælkeri-Tid.*, XIV, Kjobenhavn, 1901 ; 491-502.

913. BERNSTEIN (A.). — Zur Frage des Eismilchtransportes. *Milchzeitung*, **XXX**,
Leipzig, 1901; 370. — *Molkerei-Ztg.*, XI, Berlin, 1901 ; 266.

914. BESANA (L.) & PIONTELLI (A.). — Impianto di grandi latterie della Società
Cooperativa Lodigiana. *Ann. d. r. staz. speriment. di caseificio*, (1900). Lodi, 1901 ; 88-
104. (Fig.)

915. BLIN (H.). — L'enseignement de la laiterie. Les laiteries ambulantes dans les
Côtes-du-Nord. *J. de l'agricult.*, Paris, 1901, II ; 907.

916. BŒGGILD (B.). — Mælkeribruget i Danmark 1900 (L'industrie laitière en Danemark en 1900). *Mælkeri-Tid.*, XIV, Kjobenhavn, 1901; 347-357.

917. BŒGGILD (B.). — Kortfattet Vejledning i Staldorden og Mælkens Behandling
hos Andelshaverne (Le traitement du lait). *Mælkeri-Tid.*, XIV, Kjobenhavn, 1901; 6-16.

918. BŒGGILD (B.). — Detailhandelen paa Mælkerierne. *Mælkeri-Tid.*, XIV, Kjobenhavn, 1901; 693-697.

919. BŒGGILD. — Vereinfachtes Verfahren beim Pasteurisiren der Säurungsmilch.
(Ref.) *Milchzeitung*, XXX, Leipzig, 1901 ; 148.

920. BOIRET (H.). — Les laiteries industrielles de la Haute-Savoie. *Annecy*, 1901,
Impr. Hérisson & Cie, 20 p. 8⁰. — *Ind. lait.*, XXVI, Paris, 1901; 340, 349, 356.

921. BOYSEN (C.). — Milchwirtschaftliches aus Nordschleswig und die Einrichtung
von Melkkontrollvereinen. *Milchzeitung*, XXX, Leipzig, 1901; 561.

922. BOYSEN (C.). — Das rothe dänische Milchvieh. *Milchzeitung*, XXX, Leipzig,
1901; 338. (7 Abbild.)

1901

923. Boysen (C.). — Vom Stande der Ein-und Ausfuhr milchwirtschaftlicher Produkte. *Milchzeitung*, xxx, Leipzig, 1901; 193.

924. Boysen. — Das Melken der Kühe. *Milchzeitung*, xxx, Leipzig, 1901; 353.

925. Branth (A.-V.). — Entwicklung der dänischen Milchwirtschaft 1850-1900. *Milchzeitung*, xxx, Leipzig, 1901; 359.

926. Brandt (A.-V.). — Pasteurisirung der Säurcmilch. (Ref.) *Milchzeitung*, xxx, Leipzig, 1901; 131.

927. Buer. — Wissenschaftliche und praktische Versuche des milchwirtschaftlichen Instituts der Landwirtschaftskammer für die Provinz Posen. *Milchzeitung*, xxx, Leipzig, 1901; 67, 85, 101.

928. Burstert. — Probemelkungen von Allgäuer Kühen. *Milchzeitung*, xxx, Leipzig, 1901; 824.

929. Chick (Harriette). — Sterilisirung von Milch durch Wasserstoffsuperoxyd. *Centralbl. f. Bakteriol.*, 2. Abth., vii, Jena, 1901; 705-716.

930. Christensen (C.). — Regenerativapparater. *Mælkeri-Tid.*, xiv, Kjobenhavn, 1901; 420-424.

931. Clément (N.-E.). — Les progrès de l'industrie laitière au Canada. *Ind. lait.*, xxvi, Paris 1901; 27-29.

932. Dairymen's Associations. — Annual reports of the Dairymen's Associations for the Province of Ontario, (1900). Printed by order of the Legislative Assembly of Ontario. *Toronto*, 1901, L. K. Cameron, 192 p. 8°.

933. Dean (H.-H.) — Part. vii. Report of the Professor of dairying (Pasteurization of milk for butter-making. Caring for milk used in cheesemaking, etc.) *Twenty-Sixth Ann. Rep. Ontario Agr. Coll. & Exp. Farm*, Toronto, 1901; 37-44.

934. Dean (H.-H.). — The evolution of the Canadian dairyman. *Ann. Rep. Dairymen's Assoc. Prov. Ontario*, (1900). Toronto 1901; 15.

935. Denis (J.). — La conservation des échantillons de lait. *Laiterie*, xi, Paris, 1901; 156.

936. Desgenèts (J.). — Expériences sur l'alimentation des vaches laitières au Danemark. *Laiterie*, xi, Paris, 1901; 153-155.

937. Ernstsen (J.). — Arbejdet for at skaffe finere Mælk til Mejerierne (La fourniture du lait aux laiteries). *Mælkeri-Tid.*, xiv, Kjobenhavn, 1901; 797-800.

938. F. V. — Un essai de stérilisation industrielle. *Progrès agricole*, Amiens, 26 mai 1901.

939. Fascetti (G.). — Sulla distribuzione dei componenti del latte per azione della forza centrifuga. *Ann. d. r. staz. speriment. di caseificio*, (1900). Lodi, 1901; 58-68.

940. Frédemyrrhe (E.). — L'alimentation des vaches laitières au point de vue de la production du lait et de l'engraissement. *Rev. de l'ind. lait.*, iii, Annecy, 1901; (n. 2) 10.

941. Freudenreich (Ed. von). — Ueber die Rolle des Milchzuckers bei der Käsereifung. *Milchzeitung*, xxx, Leipzig, 1901; 820.

942. Freudenreich (Ed. de). — Du rôle du lactose dans la maturation du fromage. *Ind. lait.*, xxvi, Paris, 1901; 395, 403.

943. Frost (J.). — Die Bezahlung von Milch und Rahm nach Butteranteilen. Tabel-

len für den praktischen Gebrauch. *Leipzig*, 1901, M. Heinsius Nachf., 47 p. 8°. — *Milch-* **1901**
zeitung, xxx, Leipzig, 1901; 545.

944. GEDOELST (L.). — La stérilisation du lait. (Communication faite au Congrès national d'agriculture. Namur, 1901.) *Bruxelles*, 1901, A. Vromant & Co., 11 p. 8°.

945. GRAS (G.). — Annuaire de la laiterie, beurrerie et fromagerie de 1901. *Valenciennes*, 1901, chez l'auteur, 456 p. 12°.

946. GROOTHOFF (A.). — Een middel om het soortelijk gewicht van koemelk kunstmatig te verlagen (Moyen de modifier artificiellement le poids spécifique du lait de vache). *Geneeesk. Tijdschr. v. Nederl.-Indië*, xli, Batavia, 1901; 266-270.

947. GRUNDMANN. — Unter welchen Voraussetzungen kann das Nichtfrischmilchendsein einer Kuh als Gewährmangel geltend gemacht werden und wie lässt sich dasselbe feststellen ? *Ztschr. f. Thiermed.*, n. F., v, Jena, 1901 ; 338-360.

948. GUÉNAUX (G.). — L'industrie laitière en Russie. *Rev. de l'ind. lait.*, iii, Annecy, 1901; (n. 9) 10-14, (n. 10) 8-15.

949. GUÉNAUX (G.). — Les laiteries coopératives en France. *Laiterie*, xi, Paris, 1901; 177, 185.

950. HÆCKER (T.-L.) & MAJOR (E.-W.). — Investigation in milk production. *Minnesota Agr. Exp. Stat.*, Bull. 71, 1901; 267-300.

951. HAMILTON. — Die Verwendbarkeit sauer und dick gewordener Vollmilch und die theilweise Beseitigung der Milchschaumes. *Molkerei-Ztg.*, xv, Hildesheim, 1901; N. 21. — *Rev. gén. du lait*, i, Lierre, 1901-1902 ; 44.

952. HAMILTON. — Die Reinigung von Milcherhitzern. *Milchzeitung*, xxx, Leipzig, 1901; 436. — *Rev. gén. du lait*. i, Lierre, 1901-1902 ; 42.

953. HANSEN (N.-A.). — Ishus og Kölerum (Glacière). *Mælkeri-Tid.*, xiv, Kjobenhavn, 1901; 365-370.

954. HARRIES. — Züchtung von tuberkulosefreiem Rindvieh mit hoher Milchfett-Leistung. *Hannov. land-& forstwirt. Ztg.*, 1901 ; N. 20. — *Milchzeitung*, xxx, Leipzig, 1901; 357.

955. HELM (W.). — Erfahrungen im Molkereibetriebe. 3. Heft. Mit 13 Abbild., 1 Bildniss und Facsim.-Unterschrift des Herrn von Blankenburg-Zimmerhausen. *Leipzig*, 1901, M. Heinsius Nacht., vii-87 p. 8°.

956. HELM (W.). — Mittheilungen über die Butterausbeute aus Milch und Rahm. *Milchzeitung*, xxx, Leipzig, 1901 ; 225.

957. HELM. — Fortschritte im Molkereiwesen. *Molkerei-Ztg.*, xi, Berlin, 1901 ; 565.

958. HENSEVAL (M.). — Le paiement du lait dans les coopératives laitières. *Rev. gén. du lait*, i, Lierre, 1901-1902 ; 4-13. — *Bull. de l'agricult.*, xvii, Bruxelles, 1901 ; 324-332.

959. HILLS (J.-L.). — Dairy feeding. *Thirteenth Ann. Rep. Vermont Agr. Exp. Stat.*, Burlington, Vt., 1901; 391-460.

960. HITTCHER. — Versuche mit dem Handseparator Alfa D Modell 1899. *Molkerei-Ztg.*, xi, Berlin, 1901 ; 13.

961. HOARD (W.-D.). — Change your methods. *Ann. Rep. Dairymen's Assoc. Prov. Ontario*, (1900). Toronto, 1901 ; 71-76.

962. HOPE (E.-W.). — Sterilisation and pasteurisation v. tubercle-free herds, &c. *Lancet*, London, 1901, ii ; 197.

1901

963. HOUDET (V.). — De la mise en présure du lait dans la fabrication du gruyère. *Laiterie*, XI, Paris, 1901; 65.

964. HUWART (J.). — Recherche sur l'emploi des antiseptiques en laiterie. *Rev. gén. du lait*, I, Lierre, 1901-1902; 28, 53.

965. JABLIN-GONNET. — L'eau oxygénée comme conservateur des aliments et en particulier du lait. *Ann. de chim. analyt.*, VI, Paris, 1901; 129-133. — *Ind. lait.*, XXVI, Paris, 1901; 91.

966. KAYE (J.-R.). — Suggestions of the West Riding Sanitary Committee relating to dairies, cowsheds and milkshops orders 1885-1899. *J. State Med.*, IX, London, 1901; 329-333.

967. KIRCHNER (W.). — Die zweckmässige Ernährung des Milchviehes vom wissenschaftlichen Standpunkte. Vortrag. *Dresden*, 1901, G. Schönfeld, 32 p. 8º.

968. LANE (C.-B.). — Report of the Assistant in dairy husbandry. *Twenty-First Ann. Rep. New Jersey St. Agr. Exp. Stat.* (1900). Somerville, 1901; 259-311. (Fig.)

969. LANG (A.). — Praktische Ziegenzucht. Anleitung zur Zucht, Ernährung, Pflege und Behandlung der Hausziege. *Leipzig.* 1901, R. C. Schmidt, IV-64 p. 8º. (26 Abbild.)

970. LOUÏSE (E.). — Le lait et les industries laitières dans la Basse-Normandie. *Rev. scient.*, 4º s., XVI, Paris, 1901; 300-303. — *Rev. de l'ind. lait.*, III, Annecy, 1901; (n. 11) 5-10.

971. LUNDIN (K.-F.). — Vara mejeriutställningar (Nos expositions de laiterie). *Stockholm*, 1891, Aktiebolaget Separator, 60 p. 8º.

972. MAC HOOVER (J.). — Care of milk for cheese-making (and disc.). *Ann. Rep. Dairymen's Assoc. Prov. Ontario*, (1900). Toronto, 1901; 114-118.

973. MARCAS. — Examen comparatif de trois pasteurisateurs. *Rev. gén. du lait*, I, Lierre, 1901-1902; 127-134. (4 fig.)

974. MARÉES (G. VON). — Die Meierei-Genossenschaften in Schleswig-Holstein. Ihr gegenwärtiger Stand, ihre Entwickelung und ihre Arten. *Molkerei-Ztg.*, XI, Berlin, 1901; 229. — *Milchzeitung*, XXX, Leipzig, 1901; 356.

975. MARTINY (B.). — Anleitung zu vortheilhaftem Molkereibetrieb. *Molkerei-Ztg.*, XI, Berlin, 1901; 205. — *Ztschr. f. Fleisch-& Milchhyg.*, XI, Berlin, 1901; 300-302.

976. MARTINY (B.). — Milchwirthschaftliches Taschenbuch für 1901. 25. Jahrgang. 2 Theile. *Leipzig*, 1901, M. Heinsius Nachfolger, 12º.

977. MARTINY (B.). — Rahmkühe und Rahmziegen. *Molkerei-Ztg.*, XI, Berlin, 1901; 61.

978. MARTINY (B.). — Selbsthebender Rahmerhitzer oder Milchvorwärmer von A. Schönemann & Co. *Molkerei-Ztg.*, XI, Berlin, 1901; 63.

979. MICHAELIS (H.). — Neuere Untersuchungen über Sana, Milchsterilisirung, Tuberkelbacillen in Marktbutter. *Therap. Monatsh.*, XV, Berlin, 1901; 181.

980. MINTROP (W.). — Etwas über alte und neue Milchwirthschaft und Mittel und Wege zur höchsten Verwertung der Kuhmilch. *Stuttgart*, 1901, E. Ulmer, 50 p. 12º.

981. MOLDENHAWER (J.). — Pasteurisering i Amerika. *Mælkeri-Tid.*, XIV, Kjobenhavn, 1901; 189-194.

982. MOMSEN (C.). — Versuche mit dem Milchsieb von Joseph Fliegel, Malmitz. *Milchzeitung*, XXX, Leipzig, 1901; 98. — *Rev. gén. du lait*, I, Lierre, 1901-1902; 69.

983. Momsen (C.). — Molkereiwesen in Schottland. *Milchzeitung*, xxx, Leipzig, **1901** 1901 ; 149.

984. Moreau (F.). — Le froid artificiel en laiterie. *Rev. de l'ind. lait.*, iii, Annecy, 1901 ; (n. 10) 1-3.

985. Moreau (F.). — Entretien de la chèvre laitière. *Rev. de l'ind. lait.*, iii, Annecy, 1901 ; (n. 3) 10-14.

986. Morgen (A.). — Fütterungsversuche mit Milchschafen und Ziegen über den Einfluss des Nahrungsfettes auf Menge und Zusammensetzung der Milch, ausgeführt von C. Beger, P. Doll, G. Fingerling, E. Hancke, H. Sieglin, W. Zielstorff. *Chem.-Ztg.*, xxv, Cöthen, 1901 ; 951-953. — *Rev. gén. du lait*, i, Lierre, 1901-1902 ; 87-91.

987. Mortensen (M.). — Denmark's dairy progress. *Creamery J.*, xi, 1901 ; 20. (3 fig.)

988. Negenborn (von). — Wie haben sich die Rahmstationen der Genossenschaften bewährt in Betreff der Fettbestimmungen des Rahms und der Abrechnung nach diesen Werten ? *Milchzeitung*, xxx, Leipzig, 1901 ; 197.

989. Nelson (J.). — Domestic pasteurizing methods, and the care of milk in the home. *New Jersey Agr. Exp. Stat.*. Bull. 152, 1901, 22 p. 8°.

990. Otis (D.-H.). — Progress of dairying in Kansas. *Creamery J.*, xi, 1901 ; 6.

991. Penny (Ch.-L.). — A multiple fat-extractor. *Twelfth Ann. Rep. Delaware Coll. Agr. Exp. Stat.*, (1900). Wilmington, Del., 1901 ; 85-93. (2 fig.)

992. Penny (Ch.-L.). — Dairy studies. Fluctuations in the yield and quality of milk. *Twelfth Ann. Rep. Delaware Coll. Agr. Exp. Stat.*, (1900). Wilmington, Del., 1901 ; 93-96. — *Exp. Stat. Rec.*, xiii, Washington, 1901-1902 ; 278.

993. Petersen (J.). — Milking. (Transl. by A. Müller.) *Agr. J. Cape Good Hope*, xviii, 1901 ; 472-477.

994. Petersen (K.). — Större Byers Mælkeforsyning. Indberetning til « Det kgl. danske Landhusholdningsselskab » (Le lait dans l'alimentation des grandes villes). *Mæl-keri-Tid.*, xiv, Kjobenhavn, 1901 ; 33-39.

995. Pingrié. — Moyens d'améliorer les qualités laitières des vaches. *Laiterie*, xi, Paris, 1901 ; 6, 14.

996. Plehn. — Melkschulen. *Molkerei-Ztg.*, xi, Berlin, 1901 ; 482.

997. Plehn. — Eine Umwälzung im Milchhandel. *Molkerei-Ztg.*, xi, Berlin, 1901 ; 619.

998. Rauch (J.). — Wie kann die Anlieferung saurer Milch in unsere Molkereibetriebe verhindert werden und wie ist die Feststellung etwaiger Säuerung vorzunehmen ? *Illustr. landwirth. Ztg.*, 1901 ; 403.

999. Rigaux (E.). — L'industrie laitière dans le Plateau central. *Laiterie*, xi, Paris, 1901 ; 41, 50.

1000. Robertson (J.-W.). — The progress of dairy farming in Canada. *Ann. Rep. Dairymen's Assoc. Prov. Ontario*, (1900). Toronto, 1901 ; 38-45.

1001. Rolet (A.). — Études sur la composition du lait et les produits de la laiterie. *Bull. Soc. d'encourag. à l'ind. nat.*, Paris, 1901 ; (1e sem.) 792-832, 644-664, (2e sem.) 74-95. — *Rev. gén. du lait*, i, Lierre, 1901-1902 ; 134-137.

1901

1002. ROTHSCHILD (H. DE). — Pasteurisation et stérilisation du lait. *Paris*, 1901, O. Doin & Ch. Béranger, 93 p. 12°. (33 fig.)

1003. ROTHSCHILD (H. DE). — Les théories pasteuriennes appliquées à l'industrie laitière. *Rev. gén. de chim. pure & appl.*, IV, Paris, 1901; 185-204. (20 fig. & 2 pl.)

1004. ROUCHÈS (N.). — Les microorganismes du lait. *Ind. lait.*, XXVI, Paris, 1901; 20.

1005. RUDDICK (J.-A.). — Dairying in new Zealand. *Ann. Rep. Dairymen's Assoc. Prov. Ontario*, (1900). Toronto, 1901 ; 158-161.

1006. SCHÜTZ (E.). — Untersuchung der säurefesten Pilze zur Förderung der Molkereiwirtschaft. *Landwirt. Jahrb.*, XXX, Berlin, 1901 ; 223-258. (4 Fig.) — *Rev. gén. du lait*, I, Lierre, 1901-1902 ; 110.

1007. SMOLIAK-AUTZENBACH (A.). — Milchviehzucht auf Leistung und Gesundheit vermittelst der Tuberkulinprobe. (Sep.-Abdr.) *Leipzig*, 1901, R. C. Schmidt, 18 p. 8°.

1008. STORCH (V.), LUNDE (H.-P.) &c. — (Sur l'aération du lait.) *48. Beretn. f. d. k. Vet.- & Landbohojsk. Laborat. f. landökon. Forsög*, Kjobenhavn, 1901; 20-26.

1009. TIÉFAINE (P.). — Les laiteries coopératives en France. Étude d'économie et de législation rurales. *Lille*, 1901, C. Robbe, 336 p. 8°.

1010. TIEMANN (H.). — Versuche mit dem Schreiber'schen Kiesfilter Nr. 00. *Milchzeitung*, XXX, Leipzig, 1901; 161. (1 Fig.) — *Molkerei-Ztg.*, XI, Berlin, 1901; 470.

1011. TJADEN (A.), KOSKE (F.) & HERTEL (K.-M.). — Zur Frage der Erhitzung der Milch, mit besonderer Berücksichtigung der Molkereien. *Arb. a. d. k. Gsndhtsamte*, XVIII, Berlin, 1901; 221-355. (3 Taf.)

1012. VALSAINTES (H. DE). — Une ferme laitière des environs de Paris. Ferme modèle. *Inventions nouvelles*, Paris, 7 sept. 1901.

1013. VIETH (P.). — Versuche mit einer Westfalia-Centrifuge N. S. IV. *Molkerei-Ztg.*, XV, Hildesheim, 1901; 777. (3 Fig.)

1014. VIETH (P.). — Versuche mit einem Svea-Separator Nr. 11. *Molkerei-Ztg.*, XV, Hildesheim, 1901; 377. (1 Fig.)

1015. VIETH (P.). — Versuche mit zwei Kronen-Separatoren. *Molkerei-Ztg.*, XV, Hildesheim, 1901; 597. (2 Fig.)

1016. VIETH (P.). — Bericht über die Thätigkeit des milchwirthschaftlichen Instituts Hameln — Institut der Landwirthschaftskammer für die Provinz Hannover — im Jahre 1900. *Hameln*, 1901, Buchdruck v. C. W. Niemeyer. 35 p. 8°. (6 Anlagen.) — *Milchzeitung*, XXX, Leipzig, 1901; 467.

1017. VIETH & MARTINY (B.). — Fliegels Milchfilter. *Ztschr. f. Fleisch-& Milchhyg.*, XI, Berlin, 1901; 326-329. — *Molkerei-Ztg.*, XI, Berlin, 1901; 230.

1018. VIND (A.). — Cooperation in Denmark. *Creamery J.*, XI, 1901; 3.

1019. VOORHEES (E.-B.) & LAKE (C.-B.). — Alfalfa. Methods of culture and yields per acre. Alfalfa protein versus purchased protein in rations for dairy cows. *New Jersey Agr. Exp. Stat.*, Bull. 148, 1901, 22 p. 8°. (fig.)

1020. WEIGMANN (H.). — Arbeiten der Versuchsstation für Molkereiwesen in Kiel. Erstes Heft, mit 4 Abbild. *Leipzig*, 1901, M Heinsius Nachf., VIII-72 p. 8°.

1021. WEIGMANN (H.). — Fortschritte der Wissenschaft mit der Technik auf dem Gebiete der Erzeugung und Verarbeitung der Milch. *Chem.-Ztg.*, XXXV, Cöthen, 1901 ; 1073-1080.

1022. WEIGMANN. — Versuche über die Pasteurisirung der Milch. *Molkerei-Ztg.*, XI, **1901**
Berlin, 1901; 386, 398. — *Milchzeitung*, XXX, Leipzig, 1901; 417, 433.

1023. WÜTHRICH (E.). — Schweizerischer Käserei-und Molkereikalender. Milchwirthschaftliches Taschenbuch für 1901. (5. Jahrgang.) *Bern*, 1901, K. J. Wyss,
128 p. 12°.

1024. X... — L'industrie laitière à l'Exposition de 1900. *Ind. lait.*, XXVI, Paris, 1901;
292, 299, 307, 315, 323.

1025. X... — Kaltmilchanlage der Vereinigten Sterilisatorwerke Kleemann & Co., G.
m. b. H., unter Benutzung von Frischverfahren. *Ztschr. f. Fleisch-& Milchhy.*, XI, Berlin,
1901; 138-142.

1026. X... — Regenerativapparater. *Mælkeri-Tid.*, XIV, Kjobenhavn, 1901; 391-398.

1027. X... — Die Centralanlage der Wiener Molkerei, eine Musteranlage für städtische
Milchversorgung. *Molkerei-Ztg.*, XI, Berlin, 1901; 593, 607. (7 Abbild.)

1028. ZÜRN (E.-S.). — Die Hausziege, das Milchtier des kleinen Mannes. Ihre
Naturgeschichte, Geschichte, Rassen, Schläge, Nutzverwertung, Haltung, Pflege, Fütte-
rung und Zucht. *Leipzig*, 1901, H. Seemann Nachf., IV-72 p. 8°. (2 Abbild.)

1029. ZÜRN (E.-S.). — Das ostfriesische Milchschaf. Seine Naturgeschichte, Nutzverwertung, Haltung, Zucht und Pflege. *Leipzig*, 1901, H. Seemann Nachf., III-30 p. 8°.
(2 Abbild.)

DEUXIÈME PARTIE

ALLAITEMENT

XV. — LACTATION

1030. Brendel (J.-M.). — De venis lacteis. *Altdorphi*, 1650, Tip. Hageniano, **1650**
20 p. 8º. (*Diss.*).

1031. X... — Sur un lait répandu, et autres fâcheuses suites d'un accouchement. **1754**
Rec. périod. d'observations de méd., chir. & pharm., I, Paris, 1754; 100-117.

1032. David. — Dissertation pour diminuer ou supprimer le lait des femmes. **1762**
(Ouvrage couronné par la Société hollandaise des sciences à Harlem.) *Paris*, 1762,
Vallat-la-Chapelle, 8º.

1033. Rust (G.-F.). — De nonnullis lactis et mammarum vitiis post puerperium. **1784**
Gœttingæ, 1784, 4º. (*Diss.*)

1034. Grenier. — Réflexions sur l'observation de M. Taranget sur une lactation **1785**
survenue à une chienne par la succion d'un jeune chat. *J. de méd., chir., pharm., &c.*,
LXIV, Paris, 1785; 583-587.

1035. Taranget. — Observation et réflexions sur une lactation survenue à une
chienne par la succion d'un jeune chat. *J. de méd., chir., pharm., &c.*, LXIII, Paris, 1785;
224-227.

1036. Boer (L.-J.). — Abhandlungen und Versuche geburtshülflichen Inhalts. (Bd. II. **1802**
I. Theil : Ueber die Säugung und Behandlung der Brüste bei Kindbetterinnen.) *Wien*,
1802, 8º.

1037. Paterson (J.). — On lactation after pains and the treatment of female after **1844**
delivery. *Lancet*, London, 1844, I; 246.

1038. Smith (W.-T.). — Lactation and after pains considered in relation to reflex
motor action. *Lancet*, London, 1844, I; 127.

1039. Guéneau de Mussy (N.). — Note sur un cas de galactorrhée, suivie de **1856**
réflexions. *Arch. gén. de méd.*, 5ᵉ s., VII, Paris, 1856; 641-652.

1040. Schramm (J.). — Ueber das Verhalten der Eigenwärme zur Milchsecretion im **1869**
Wochenbett. *Dorpat*, 1869, Druck v. C. Mattiesen, 47 p. 8º. (*Inaug.-Diss.*)

1041. Sinéty (de). — *Sur quelques points de la physiologie de la glande mammaire et* **1875**
de la lactation. *Compt. rend. Assoc. franç. p. l'avanc. d. sc.*, (3ᵉ sess., Lille, 1874). Paris,
1875; 815-820.

1042. Kaltenbach (P.). — Die Laktosurie der Wöchnerinnen. *Stuttgart*, 1879, Druck. **1879**
Gebr. Kröner, 19 p. 8º. (*Inaug.-Diss.*, Strassburg.)

1884   1043. RESSEIN (J.). — Traitement préventif des lymphangites et des abcés du sein pendant l'allaitement. *Le Mans*, 1884, 51 p. 4°. (*Thèse de Paris.*)

1888   1044. KRAUSE (A.-G.-F.). — Ueber die Dauer der Stillungsperiode. Eine physiologische Abhandlung. *Leipzig*, 1888, Г. Chr. Dürr, xvi-68 p. 12°.

1890   1045. SCHEUCHZER (F.). — Ueber die Fissuren der Brustwarzen und deren Einfluss auf die Ernährung der Neugeborenen. *Bern*, 1890, 8°. (Tab.)

1891   1046. SHIBATA (K.). — Ueber die Häufigkeit des Stillungsvermögens und die Säugungserfolge bei den Wöchnerinnen der kgl. Universitäts-Frauenklinik zu München in den Jahren 1884 bis Ende 1887. *München*, 1891, Buchdruck. v. M. Ernst, 20 p. 8°. (*Inaug.-Diss.*)

1893   1047. TŒPFER (H.). — Statistisches zur Beschaffenheit der weiblichen Brust und zum Stillgeschäft aus der Universitäts-Frauenklinik in Freiburg i. Br. *Freiburg i. Br.*, 1893, Fr. Wagner'sche Buchdruck., 75 p. 8°. (*Inaug.-Diss.*)

1894   1048. PISTOR (F.). — Statistiches zur Beschaffenheit der weiblichen Brust und zum Stillgeschäft aus der Universitäts-Frauenklinik zu Freiburg i. Br. *Freiburg i. Br.*, 1894, Buchdruck. v. Chr. Lehmann, 84 p. 8°. (*Inaug.-Diss.*)

1895   1049. GUSNAR (P. VON). — Beiträge zur Lactosurie der Wöchnerinnen. *Halle a. S.*, 1895, C.-A. Kammerer & Co., 27 p. 8°. (*Inaug.-Diss.*)

1897   1050. STRAUS (W.). — Neue Mittheilungen über das Stillungsvermögen der Puerperæ an der Münchener kgl. Universitäts-Frauenklinik. *München*, 1897, Druck v. V. Höfling, 23 p. 8°. (*Inaug.-Diss.*)

1899   1051. BLANKEMEYER (H.). — Statistiches zur Beschaffenheit der weiblichen Brust und zum Stillgeschätt. *Freiburg i. Br.*, 1899, C. A. Wagner, 83 p. 8°. (*Inaug.-Diss.*)

1052. BOLLINGER. — Ueber Säuglingssterblichkeit und die erbliche funktionnelle Atrophie der menschlichen Milchdrüse. *Corr.-Bl. d. deut. anthropol. Gesellsch.*, 1899 ; N. 10. — *Jahrb. f. Kinderh.*, 3. F., III, Berlin, 1901 ; **226**.

1900   1053. COMMANDEUR. — De l'allaitement par les mères albuminuriques. *Province méd.*, XV, Lyon, 1900 ; 366-369.

1054. MAYGRIER. — Lymphangite et galactophorite. *Clinique*, VII, Montréal, 1900 ; 122-125.

1055. SOLMYAN-BIRFELD (Mme). — Fréquence de fissures et de lymphangites du sein pendant l'allaitement. *Paris*, 1900, G. Steinheil, 48 p. 8°. (*Thèse.*)

1901   1056. ARNOUX (F.). — Contribution à l'étude de la galactophorostomatite. *Montpellier*, 1901, Impr. Delord-Boehm & Martial, 63 p. 8°. (11 pl.) (*Thèse.*)

1057. BACON (C.-S.). — Prevention and management of infection of the breast during lactation. *New York M. J.*, LXXIII, 1901 ; 45-48.

1058. BOUCHACOURT. — Montée laiteuse chez une accouchée présentant des cicatrices de brûlures graves dans la région mammaire (et disc.). *Ann. Soc. obst. de France*, 8ᵉ session, Paris, 1901 ; 191-194. — *Obstétrique*, VI, Paris, 1901 ; 241.

1059. BOURIER (P.). — Considérations sur la sécrétion lactée chez la femme. (Augmentation, retour, établissement tardif.) *Paris*, 1901, Impr. F. Levé, 64 p. 8°. (9 fig.) (*Thèse.*)

1060. CHARVET (J.). — Les hémoptysies au cours de la grossesse et de l'allaitement. *J. de méd. de Paris*, 2ᵉ s., XIII, Paris, 1901 ; 437.

1061. COMMANDEUR. — Peut-on permettre à une femme atteinte de mal de Bright **1901**
d'allaiter son enfant ? *Semaine méd.*, XXI, Paris, 1901 ; 26.

1062. CONRADS (H.). — Welches sind unsere Aufgaben angesichts der weitverbrei-
teten Unfähigkeit der Mütter, ihre Kinder selbst zu stillen. *Verhandl. d. 17. Vers. d.
Gesellsch. f. Kinderh... in Aachen*, (1900). Wiesbaden, 1901 ; 229-238, 238-242.

1063. FEMMER (TH.). — Zur Kenntniss der Sehnervenentzündung während der Lak-
tation. *Greifswald*, 1901, Druck v. Julius Abel, 39 p. 8°. (*Inaug.-Diss.*)

1064. FOURNIER. — Quelques mots à propos de l'action de l'électricité sur les glandes
mammaires. *Gaz. d. hôp.*, LXXIV, Paris, 1901 ; 409.

1065. FRAENKEL (L.). — Die Laktationsatrophie des Uterus. *München. med. Woch.*,
XLVIII, 1901 ; 2105.

1066. HOUSELOT (G.). — De la thérapeutique chez les nourrices dans ses rapports
avec la sécrétion lactée. *Rev. prat. d'obst. & pædiat.*, XIV, Paris, 1901 ; 11-32.

1067. JOIRE (P.). — A propos du travail de M. le Dr. Bédart sur le rétablissement de
la sécrétion lactée par l'électrisation. *Echo méd. du Nord*, V, Lille, 1901 ; 236. — *Arch.
de méd. d. enf.*, IV, Paris, 1901 ; 502.

1068. KEIM (G.). — Agalactie héréditaire chez une hystérique (et disc.). *Ann. Soc.
obst. de France*, 8e session, Paris, 1901 ; 195.

1069. LASAÏGUES (P.). — Des infections des seins et principalement de la galactophorite observées à la Clinique d'accouchements de Toulouse. *Toulouse*, 1901, Imp. Via-
lelle & Perry, 134 p. 8°. (*Thèse.*)

1070. MAYGRIER (CII.). — La lymphangite du sein et la galactophorite à la Maternité
de la Charité (et disc.). *Ann. Soc. obst. de France*, 8e session, Paris, 1901 ; 201-222. —
Obstétrique, VI, Paris, 1901 ; 324-343.

1071. MEYER (P.). — Ueber Ursachen, welche das Stillen verbieten, insbesondere
das Stillen nach schweren Blutverlusten in der Geburt. *Marburg*, 1901, 8°. (*Inaug.-Diss.*)

1072. NEUFELD (Mlle B.). — Contribution à l'étude clinique et bactériologique de la
galactophorite. *Paris*, 1901, Impr. L. Boyer, 103 p. 8°. (*Thèse.*)

1073. NORDHEIM (M.). — Ein Beitrag zur Frage der « Stillungsnoth » in München.
Arch. f. Kinderh., XXXI, Stuttgart, 1901 ; 89-95.

1074. PROST (Mlle M.). — Procédé très efficace pour tarir la sécrétion lactée. *J. d.
sages-femmes*, XXIX, Paris, 1901 ; 246.

1075. SAINGERY. — I. Établissement tardif de la sécrétion lactée. II. Quantité de lait
qu'une nourrice peut fournir. *J. de méd. int.*, V, Paris, 1901 ; 936-938.

1076. SCHWAB. — Deux cas d'aménorrhée coïncidant avec une galactorrhée persis-
tante (et disc.). *Ann. Soc. obst. de France*, 8e session, Paris, 1901 ; 197-200.

1077. SOUTHWORTH (T.-S.). — A plea for the conservation of breast milk in whole
or in part. *Med. Rec.*, LIX, New York, 1901 ; 686-690.

1078. THORN (W.). — Die praktische Bedeutung des Laktationsatrophie des Uterus.
München. med. Woch., XLVIII, 1901 ; 1872-1876, 2107. — *Deut. med. Ztg.*, XXII, Berlin,
1901 ; 1107.

XVI. — ALLAITEMENT EN GÉNÉRAL

1684 1079. Delincourt (E.). — Observationes medicæ circa regimen recens natorum. *Lugd. Bat.*, 1684, 4°.

1724 1080. Maret (J.). — De morbis infantum lactantium. *Lugd. Bat.*, 1724, 4°. (*Diss.*)

1762 1081. Ballexserd. — Dissertation sur l'éducation physique des enfans depuis leur naissance jusqu'à l'âge de puberté. Ouvrage qui a remporté le prix, le 21 mai 1762, à la Société hollandaise des sciences, par M... citoyen de Genève. *Paris*, 1762, Vallat-la-Chapelle, 8°. — *J. de méd., chir., pharm, &c.*, xvii, Paris, 1762; 483-494.

1763 1082. Ballexserd. — Wichtige Frage, wie soll man Kinder von ihrer Geburtsstunde an bis zu einem gewissen mannbaren Alter der Natur nach erziehen? Gründlich und merkwürdig aufgelöset vom dem H... Aus dem Französischen übersetzt. *Strassburg*, 1763, 8°.

1768 1083. Huxham. — Essai sur la manière de nourrir et d'élever les enfans depuis leur naissance jusqu'à l'âge de trois ans. *In* : Huxham. Essai sur les différentes espèces de fièvres. *Paris*, 1768, d'Houry, 8°.

1084. Van Swieten. — Traité des maladies des enfans, traduit du latin des Aphorismes de Boerhaave, commentés par M. le baron de..., par M. Paul. *Avignon*, 1768, 12°.

1769 1085. Meza (Th.-S. de). — De l'éducation des enfans, tant physique que morale. *Copenhague & Leipzick*, 1769, 8°.

1086. Raulin. — De la conservation des enfans, ou les moyens de les fortifier, de les préserver et guérir des maladies, depuis l'instant de leur existence, jusqu'à l'âge de puberté. Tome ii. *Paris*, 1769, Merlin, 8°.

1773 1087. Blakei. — Méthode pour élever et conserver les enfans en bonne santé. *Paris*, 1773, chez l'auteur, 8°.

1774 1088. Witt (Ch.). — Avis aux femmes enceintes et en couches. Traduit de l'anglais par Mˣˣˣ. *Paris*, 1774, Vincent, 8°.

1775 1089. Ballexserd (J.). — Dissertation sur cette question : Quelles sont les causes principales de la mort d'un aussi grand nombre d'enfans, & quels sont les préservatifs les plus efficaces et les plus simples pour leur conserver la vie? *Genève*, 1775, J. Bardin, 8° & à *Paris*, chez Mérigot jun.

1782 1090. Cadogan (W.). — Ueber das Säugen und die Verpflegung der Kinder von ihrer Geburt bis zum dreijährigen Alter, aus dem Englischen nach der 8. Ausgabe. *Münster*, 1782, 8°.

1785 1091. Levret. — Vom Stillen der Kinder. Aus dem Französischen. *Leipzig*, 1785, 8°.

1786 1092. Mantell (T.). — Short directions for the management of infants. *London*, 1786, 8°.

1802 1093. Sternberg. — Ueber die Ernährung der Kinder, in den ersten beyden Lebensjahren. *Hamburg*, 1802, 8°.

1803 1094. Robert le jeune. — Nouvel essai sur la mégalanthropogénésie, ou l'art de faire

des enfans d'esprit, qui deviennent de grands hommes. (Tome premier. Chap. XVI. **1803**
Considérations physiques et morales qui doivent obliger les mères à allaiter leurs
enfans). *Paris*, (2ᵉ éd.), *an XII* (1803), Le Normant, 2 vol. 8°.

1095. Sacombe. — Éducation physique des enfans du premier âge. *Lucine française*, **1804**
II, Paris, *an XII* (1804); 284-333.

1096. Roussel. — Système physique et moral de la femme. (Chap. VIII. De l'allaite- **1813**
ment.) *Paris*, (nouv. éd.), 1813, Chaumerot jeune, 350 p. 12°. (1 pl.)

1097. Buchaillat (D.). — Des soins à donner à l'enfant depuis la naissance jusqu'à la **1817**
première dentition. *Paris*, 1817, Didot jeune, 23 p. 4°. (*Thèse.*)

1098. Desormeaux. — Allaitement. *In* : Dictionnaire de médecine, II, *Paris*, 1821; **1821**
2-10.

1099. Rostan (L.). — Cours élémentaire d'hygiène. (Tome II. Chap. II. Première **1822**
division : Règles de l'hygiène relative à l'enfance.) *Paris*, 1822, Béchet jeune, 2 vol. 8°.

1100. Dugès (A.). — Allaitement. *In* : Dictionnaire de médecine et chirurgie pra- **1829**
tiques. II, *Paris*, 1829; 44-53.

1101. Caumont (J.). — Considérations sur l'hygiène des nouveau-nés. *Strasbourg*, **1831**
1831, 20 p. 4°. (*Thèse.*)

1102. Challan (B.). — Essai sur l'hygiène des nouveau-nés. *Strasbourg*, 1834, 21 p. **1834**
4°. (*Thèse.*)

1103. Cammenzind (C.). — Ueber das Säugen der Kinder. *München*, 1838, C. Wolf's **1838**
Druck., 28 p. 12°. (*Inaug.-Abhandl.*)

1104. Royer-Collard (H.). — Hygiène de l'enfance. Du lait et de l'allaitement. *Gaz.* **1849**
méd. de Paris, 3ᵉ s., IV, Paris, 1849 ; 457-461.

1105. Bednar (A.). — Die Krankheiten der Neugebornen und Säuglinge vom cli- **1850**
nischen und pathologisch-anatomischen Standpunkte. *Wien*, 1850-1853, C. Gerold,
4 Theile, 8°.

1106. Fraisse (J.-B.). — Essai sur l'hygiène des enfants. *Montpellier*, 1851, 4°. (*Thèse.*) **1851**

1107. Bouchaud (F.-B.). — De la mort par inanition et études expérimentales sur la **1864**
nutrition chez le nouveau-né. *Versailles*, 1864, Impr. Beau jeune, 134 p. 4°. (4 tabl.)
(*Thèse de Paris*).

1108. Herz (M.). — Ueber das Saugen der Kinder. *Wien*, 1864, 8°.

1109. Scharlach (C.-M.-F.). — Die Pflege und Ernährung des Kindes in den ersten **1866**
Lebensjahren. *Jena*, 1866, 8°.

1110. Wertheimer (A.). — Diätetik der Neugeborenen und Säuglinge. *München*, **1872**
1872, E. H. Gummi, VI-126 p. 12°.

1111. Clarke (B.). — Infant mortality. *Food J.*, IV, London, 1874; 50. **1874**

1112. Fleischmann (L.). — Klinik der Pædiatrik. Studien und Vorlesungen für Aerzte **1875**
und Studirende. I. Die Ernährung des Säuglingsalters dargestellt auf wissenschaftlicher
Grundlage. *Wien*, 1875, W. Braumüller, VIII-171 p. 8°. (11 Taf. & 2 Fig.)

1113. Blyth (A.-W.). — A dictionary of hygiene and public health. *London*, (1876), **1876**
XII-672 p. 8°. (Diet of infants, p. 311-313.)

1114. Chambers (Th.-K.). — A manual of diet in health and disease. (2. ed.) *London*,
1876, Smith, Elder & Co., 359 p. 8°. (Regimen of infancy and motherhood, p. 139-147.)

1115. Kroner (T.). — Ueber die Pflege und Krankheiten der Kinder. Aus griech-

1876 ischen Quellen. Nach einer von der Breslauer medicinischen Fakultät 'gekrönten Preis-schrift. *Jahrb. f. Kinderh.*, n. F., x, Leipzig, 1876 ; 340-368. — xi, 1877 ; 83-100, 236-272.

1878 1116. LORCH (K.). — Ueber Kinderwägungen zur Bestimmung des Nährwerths von Frauenmilch, Kuhmilch, Nestle's und Gerber's Kindermehl und Liebig'scher Suppe und deren Einfluss auf die Gewichtsveränderung Neugeborener und Säuglinge. *Erlangen*, 1878, Junge & Sohn's Buchdruck., 42 p. 8°. (3 Taf.) (*Inaug.-Diss.*)

1879 1117. JACOBI (A.). — Infant hygiene. *In* : BUCK (A.-H.). Treatise of hygiene. *London*, 1879, 2 vol. 8°. (1; 75-151.)

1881 1118. ELLIS (E.). — What every mother should know. *London*, (1881), 129 p. 8°.

1119. HORNE (J.-F.). — Hints to mothers. *London*, 1881, 32 p. 8°.

1120. METTENHEIMER (C.). — Geschichte der Schweriner Säuglingsbewahranstalt, Krippe. *Ludwigslust*, 1881, 90 p. 8°.

1121. PAGE (C.-F.). — How we fed the baby. *New York*, 1881, 138 p. 8°.

1122. ROBINSON (B.). — The care of infants in health. General hygiene of infants. The care of feeble infants. *In* : WOOD. Household practice of medicine. *London*, 1881, Sampson Low, Marston, Searle & Rivington, 2 vol. 8°. (1; 445-474.)

1123. STAGE (G.-G.). — Om smaabörns Ernæring og Pleje (L'alimentation et l'hygiène du premier âge). *Kjobenhavn*, 1881, 8°.

1882 1124. ALBRECHT. — Specialbericht der Discussion über die Ernährungsfrage auf der 54. Versammlung deutscher Naturforscher und Aerzte in Salzburg (1881) in der pädia-trischen Section. *Jahrb. f. Kinderh.*, n. F., xviii, Leipzig. 1882 ; 15-51.

1125. ASHBY (H.). — Infant feeding in relation to mortality. (N. 6 of Sanitary Assoc. Health Lectures. 1881-1882.) *Manchester*, 1882, 8°.

1126. CORRE (A.). — La mère et l'enfant dans les races humaines. *Paris*, 1882, O. Doin, 275 p. 12°. (Fig.)

1883 1127. BARRETT (H.). — Management of infancy. *London*, 1883, 627 p. 8°.

1128. CAYAUX (H.-B.). — (L'alimentation des nourrissons dans les Indes.) *Geneesk. Tijdschr. v. Nederl.-Indië*, n. s., xii, Batavia, 1883 ; 304.

1129. FAWKES (F.-A.). — Babies. *London*, (1883), 74 p. 8°.

1130. KEATING (J.-M.). — The mother's guide. *London*, 1883, 68 p. 8°.

1131. SMITH (C.-B.). — Management of infants. *Bombay*, (1883), 136 p. 8°.

1132. TRIGANT DE BEAUMONT. — De la conservation des enfants par les crèches. *Paris*, (1883), 222 p. 8°.

1884 1133. BROWNE (P.). — How baby was saved. *London*, 1884, 31 p. 8°

1134. CHEADLE (W.-B.). — Health in infancy and childhood. *In* : MORRIS (M.). The book of health. *London, Paris & New York*, 1884, Cassell & Co., 8°. (631-676.)

1135. CORIVEAUD (A.). — Le lendemain du mariage. Étude d'hygiène. (Chap. VIII. Le premier-né. § 2-5 : allaitement.) *Paris*, 1884, J.-B. Baillière & fils, VIII-268 p. 12°.

1136. DAVIES (N.-E.). — Nursery hints. A mother's guide in health and disease. *London*, 1884, Chatto & Windus, 144 p. 8°.

1137. JOLL (B.-B.). — Nursery hygiene. *London*, 1884, 109 p. 8°.

1138. MOTHER. — Suggestions to mothers: *London*, 1884, 144 p. 8°.

1139. RAILTON (T.-C.). — Wasting in infants. (A lecture delivered at the Man-

chester Clinical Hospital for women and children.) *Manchester*, 1884, J. Heywood, **1884**
12 p. 8°.

1140. ADAMS (S.-S.). — How shall we feed the baby. *Arch. Pediat.*, II, New York, **1885**
1885 ; 269-282.

1141. AGUIRRE. — Mortalidad de la primera infancia, sus causas y medios de ater-
nuarlas. *Madrid*, 1885, 114 p. 8°.

1142. HIDALGO U. (W.). — Medicina domestica de la infancia o sea consejos á las
madres sobre el modo de criar, guidar, educar i curar á sus hijos por si mismas (Segunda
parte : De la lactancia). (2ª ed.) *Santiago*, 1885, Impr. de « El Progreso », XI-440 p. 8°.

1143. HILLEBRAND (FR.). — Untersuchungen über die Milchzufuhr und über die
Jodkaliumausscheidung des Säuglings. *Leipzig*, 1885, Druck v. A. Th. Engelhardt,
34 p. 8°. (*Inaug.-Diss.*, Bonn).

1144. KEATING (J.-M.). — Infant-feeding. *J. Amer. M. Assoc.*, IV, Chicago, 1885 ; 715.

1145. KEATING (J.-M.). — How to feed to baby. A lecture delivered before the
Philadelphia Hospital Training School for nurses. (Abstr.) *Arch. Pediat.*, II, New York,
1885 ; 704.

1146. TROUSSEAU (A.). — Clinique médicale de l'Hôtel-Dieu de Paris. (Tome 2.
LXXIV. De l'allaitement, de la première dentition des enfants et du sevrage.) *Paris*,
(7ᵉ éd.), 1885, J.-B. Baillière & fils, 3 vol. 8°.

1147. BERRY (W.). — On infant feeding. *Arch. Pediat.*, III, Philadelphia, 1886 ; 712- **1886**
726.

1148. BRUSH (E.-F.). — Infant feeding. *Arch. Pediat.*, III, Philadelphia, 1886 ; 206-
215.

1149. HAVEN (H.-C.) — A study of infant feeding. *Arch. Pediat.*, III, Philadelphia,
1886 ; 530-550.

1150. REDMOND (C.-S.). — Plain facts about infant management. *London*, 1886,
82 p. 8°.

1151. BULKLEY (L.-D.). — Infant-feeding, especially with reference to subjects with **1887**
infantile eczema. *J. Amer. M. Assoc.*, IX, Chicago, 1887 ; 483-486. — *Arch. Pediat.*,
IV, Philadelphia, 1887 ; 754.

1152. BURGRAEVE. — La surveillance maternelle ou hygiène thérapeutique de la
première enfance, d'après la méthode dosimétrique. Dédiée aux jeunes mères. *Gand*,
1887, chez l'auteur, 155 p. 12°.

1153. HARLAND (M.). — Common sense in the nursery. *London*, 1887, 205 p. 8°.

1154. KEATING (J.-M.). — Practical lessons in nursing, maternity, infancy, childhood,
hygiene of pregnancy, nursing and weaning of infants. *Edinburgh*, 1887, 8°.

1155. CLOTTEN (F.-E.). — Necessity of a sanitary reform in infant rearing. *Liver-* **1888**
pool, 1888, 45 p. 12°.

1156. DUNN (H.-P.). — Infant health. *London*, 1888, 135 p. 8°.

1157. JACOBI (A.). — Therapeutics of infancy and childhood. I. Feeding of sick
children. *Arch. Pediat.*, V, Philadelphia, 1888 ; 1-14.

1158. LAUDER (W.). — Care of infancy. *Manchester*, 1888, 52 p. 8°. (Manchester Health
Lectures, ser. XI, n. 3.)

1159. MAC NAUGHT (J.). — On infant feeding. *Manchester*, 1888, 72 p. 8°.

1888 1160. NACHTIGAL. — On infant feeding. *London*, 1888, 24 p. 8.

1889 1161. BERNHEIM (H.). — Ueber Zufütterung von Brust-Kindern. *Chem.-Ztg.*, XIII, Cöthen, 1889, N. 31 & 32.

1162. BUCK (H.). — Infant life. *London*, 1889, 144 p. 12º.

1163. MOTHER. — Suggestions on the management of children. *London*, 1889, 690 p. 8º.

1164. ROTCH (T.-M.). — Notes on infant feeding. *Arch. Pediat.*, VI, Philadelphia, 1889 ; 476-485, 536-548.

1890 1165. BULL (W.). — How shall I feed my infant ? *London*, 1890, 18 p. 8º.

1166. BOWDICH (MRS.). — Confidential chats with mothers on the healthy rearing of children. *London*, 1890, Baillière, Tindall & Cox, VIII-107 p. 12º.

1167. KEATING (J.-M.). — Feeding and treatment of diarrhœa of infants. *Med. & Surg. Reporter*, LXIII, Philadelphia, 1890; 241. — *Arch. Pediat.*, VIII, Philadelphia, 1891; 131.

1168. O'NEILL (H.-C.). — New life : a book for young mothers. *London*, 1890, 206 p. 8º.

1169. SEIBERT (A.). — A new apparatus for infant-feeding based on the infant's weight instead of its age (and discussion). *Arch. Pediat.*, VII, Philadelphia, 1890; 470-474.

1891 1170. PLANCHON (P.). — Quantités de lait à donner aux enfants débiles pendant les dix premiers jours qui suivent leur naissance (et disc.). *Ann. Soc. obst. de France*, 8ᵉ session, Paris, 1891; 265-271.

1171. WILBERT (P.). — Ueber den Einfluss der Ernährungweise auf die Kindersterblichkeit. *Bonn*, 1891, Hauptmann'sche Buchdruck., 37 p. 8º. (*Inaug.-Diss.*).

1892 1172. BRÜCKE (E.). — Wie behütet man Leben und Gesundheit seiner Kinder ? (4. Aufl.) *Wien & Leipzig*, 1892, W. Braumüller, VII-232 p. 8º. (Ernährung der Säuglinge : p. 1-108.)

1173. ROTCH (T.-M.). — Infant-feeding. Weaning. *In* : KEATING. Cyclopaedia of the diseases of children. I. *Edinburgh & London*, 1892 ; 270-329.

1174. SAUNDERS (G.-R.). — The food management of infants and young children. *Wanganui*, 1892, 108 p. 8º.

1893 1175. COLOMBO (V.). — Il libro delle mamme. *Bergamo*, 1893, 8º.

1176. DAVIS (E.-P.) & KEATING (J.-M.). — Mother and child. *Philadelphia*, 1893, 472 p. 8º.

1177. JANKAU (L.). — An junge Frauen. Briefwechsel über Krankheiten des weiblichen Geschlechts, Schwangerschaft, Geburt, Ernährung und Erziehung der Kinder. *München*, 1893, 8º.

1178. KINGSCOTE (G.). — The English baby in India. *London*, 1893, 184 p. 8º.

1179. OLLIVIER (A.). — De l'alimentation des nouveau-nés à Paris. *Rev. mens. d. mal. de l'enf.*, XI, Paris, 1893 ; 311-316.

1180. X... — How to feed and clothe the baby. *Leicester*, 1893, fol.

1894 1181. BOULTON (P.). — Infant feeding. *Brit. M. J.*, 1894, London, I; 187.

1182. CAMERER (W.). — Der Stoffwechsel des Kindes von der Geburt bis zur Beendigung des Wachsthums. *Tübingen*, 1894, 150 p. 8º.

1183. Jones (H-R.). — How the health of infants is influenced by their food. *Brit.* **1894**
M. J., London, 1894, II; 702. — *J. Amer. M. Assoc.*, XXIV, Chicago, 1895; 219.

1184. Rougeot (P.). — Traité pratique d'hygiène et d'allaitement de la première
enfance. (Aliments, alimentation, hygiène en général.) (4ᵉ éd.) *Paris*, 1894, A. Maloine,
286 p. 12°. (34 fig.)

1185. Smith (J.-L.). — The alimentation of young children. *Arch. Pediat.*, XI, New
York, 1894; 401-408, 506-514.

1186. Stables (W.-G.). — Mother's book of health. *London*, 1894, 233 p. 8°.

1187. Neumann (H.). — Oeffentlicher Kinderschutz. (7. Bd., 2. Lief. des Handbuchs **1895**
der Hygiene von Th. Weyl.) *Jena*, 1895, G. Fischer, 8°.

1188. Nogué (R.). — Précis de posologie infantile. *Paris*, 1895, XXXIII-348 p. 12°.

1189. Braidwood (P.-M.). — The mother's help and guide. (2. ed.) *London*, 1896, **1896**
Scient. Press, XIV-146 p. 8°.

1190. Combe (A.). — The management of infancy... abridged and edited by Sir A.
Mitchell. *Edinburgh & London*, 1896, Oliphant Anderson & Ferrier, XV-140 p. 8°.

1191. Hogan (Louise-E.). — How to feed children. A manual for mothers, nurses
and physicians. *Philadelphia*, 1896, Lippincott Co., 236 p. 8°.

1192. Panton (Jane-E.). — The way they should go. Hints to young parents. *London*,
1896, Downey & Co., VIII-247 p. 8°.

1193. Rotch (T.-M.). — Pediatrics. The hygienic and medical treatment of children. (Division IV : Feeding.) *Philadelphia*, 1896, J.-B. Lippincott Co., 1124 p. 8°.
(With fig. & plates.)

1194. Truman (M.) & Sykes (E.). — Young babies. Their food and their troubles,
by the authors of « Food for the sick », « Nursing old age ». *London*, (1896), Roxburghe
Press, VI-43 p. 12. (Practical nursing series, n° 3.)

1195. X... — Nursing in a nutshell. The rearing and management of children from
infancy upwards, etc. By a doctor of medicine. *London*, (1896), 124 p. 16°.

1196. Yeo (J.-B.). — Food in health and disease. (Part I. XI. Food in relation to age
and condition. Food in infancy and childhood.) *London*, *Paris & Melbourne*, (new ed.)
1896, Cassell & Co., VIII-592 p. 12°. (Illustr.)

1197. Allbutt (H.-A.). — Every mother's handbook. A guide to the management **1897**
of her children from birth, etc. *London*, 1897, Simpkin, Marshall & Co., 186-IV p, 8°,

1198. Earle (Maude). — Sickroom cookery and hospital diet, with special recipes
for convalescent and diabetic patients. With notes on the feeding of infants by C. F.
Madden. *London*, 1897, Spottiswoode & Co., IV-252 p. 8°.

1199. Kneipp (S.). — The care of children in sickness and health. *Kempten*, 1897,
J. Kœsel, XVI-261 p. 8°.

1200. Madden (C.-F.). — Notes on the feeding of infants. *In* : Earle (Maude).
Sickroom cookery and hospital diet. *London*, 1897, Spottiswoode & Co., IV-252 p. 8°.

1201. Ross (F.-W.-F.). — Septic conditions of the infantile alimentary canal and
their treatment. *London*, 1897, Rebman Print. Co., VIII-138-XI p. 8°.

1202. Starr (L.). — Hygiene of nursery. (6. ed.) *London*, 1897, 293 p. 8°.

1203. Strohmer (F.). — Die Ernährung des Menschen und seine Nahrungs-und

1897 Genussmittel. Mit einem Anhang : Die Ernährung des Kindes. *Wien*, 1897, C. Græser, VIII-344 p. 8°.

1204. TUCKER (GENEVIEVE). — Mother, baby and nursery. A manual for mothers. *London*, 1897, T. F. Unwin, XVI-193 p. 8°.

1898 1205. ELLIGOTT (MINNIE). — A helping hand to mothers. (Chapter III : Feeding.) *London*, 1898, J. Clark & Co., 63 p. 12°.

1206. WESTLAND (A.). — The wife and mother. (3. ed.) *London*, 1898, C. Griffin & Co., XIV-282 p. 8°.

1899 1207. HAGENBACH-BURCKHARDT (E.). — Zur Frage der Säuglingsversorgung in Städten. *Centralbl. f. Kinderh.*, IV, Leipzig, 1899 ; 261-270.

1208. MONOD (H.). — Réglementation des crèches. *Rec. d. trav. du Comité consult. d'hyg. publ. de France*, (1898). XXVIII, Melun, 1899 ; 425-445.

1209. SMITH (E.). — On the wasting diseases of infancy and childhood. (6. ed.) *London*, 1899, J. & A. Churchill, XXI-377 p. 8°.

1900 1210. AGOSTI (M.). — Lettera alle levatrici (sui bagni da consigliarsi alle donne incinte ; sulle incubatrici ; sull'allattamento dei neonati, etc.). *Rassegna d'ostet. & ginec.*, IX, Napoli, 1900 ; 500.

1211. BOQUEL. — Sur la puériculture. (Leçon d'ouverture.) *Arch. méd. d'Angers*, IV, 1900 ; 507-526.

1212. BOZA (R.-D.). — Mortalidad de los niños en Santiago. Sus causas i sus remedios. *Rev. chilena de hyj.*, V, Santiago de Chile, 1900 ; 265-373.

1213. BRUNON (R.). — L'œuvre de la Goutte de lait de Rouen. (Rapport semestriel par le Dr...) *Rev. philanthrop.*, VIII, Paris, 1900-1901 ; 594-601.

1214. COWAN (A.-B.). — Milk. *Ann. Gynaec. & Pediat.*, XIV, Boston, 1900 ; 56-63.

1215. CRAMER (H.). — Grundsätze des Geburtshelfers für die erste Ernährung des Kindes. *München. med. Woch.*, XLVII, 1900 ; 1585-1587. — *Centralbl. f. Kinderh.*, VI, Leipzig, 1901 ; 124.

1216. DEMAY DE CERTANT (P.-S.-M.). — Étude sur la prophylaxie de quelques maladies infantiles d'après les données de l'hygiène moderne. *Bordeaux*, 1900, Impr. Y. Cadoret, 57 p. 8°. (*Thèse.*)

1217. ESCHERICH (T.). — Zur Kenntniss der Unterschiede zwischen der natürlichen und künstlichen Ernährung des Säuglings. *Wien. klin. Woch.*, XIII, 1900 ; 1183-1186.

1218. FISCHER (I..). — Infant feeding. *Med. Rec.*, LVIII, New York, 1900 ; 893.

1219. FISCHL (R.). — Die Prophylaxe der Krankheiten des Kindesalters. (Prophylaxe des Säuglingsalters, p. 161-184.) *In* : NOBILING-JANKAU. Handbuch der Prophylaxe. Abtheilung III. *München*, 1900, Seitz & Schauer, 8°.

1220. GRIFFITH (J.-P.-C.). — Laboratory and percentage feeding of infants in health and disease. (Abstr.) *Proc. Philadelphia County M. Soc.*, n. s., II, 1900 ; 229-231.

1221. GUAITA (R.). — L'igiene della alimentazione del bambino dopo lo slattamento. *Milano*, 1900, L. Marchi, 24 p. 8°.

1222. HALEY (J.-F.). — Feeding of infants. *Texas M. News*, X, Austin, 1900 ; 82-85.

1223. HUTCHINSON (R.) — Food and the principles of dietetics. (Chapter XXIV. The principles of feeding in infancy and childhood : human milk.) *London*, 1900, E. Arnold, XVIII-548 p. 8°. (With plates & diagr.)

1224. Lodi (G.-V.). — L'asilo infantile per i bambini lattanti : note ed appunti per **1900** la ii. esposizione provinciale operaia in Bologna. *Bologna*, 1900, 26 p. 8⁰. (5 tav.)

1225. Mac Millan (Margaret). — Early childhood. *London*, 1900, Sonnenschein & Co., x-211 p. 8⁰.

1226. Majocchi (A.). — Delle maneanza d'attitudine all'allattamento. *Arte ostet.*, xiv, Milano, 1900; 309-316.

1227. Molduzio (Gertrud). — Mein Kind. Seine körperliche und geistige Erziehung von der Geburt bis zum Eintritt in das Leben. *Leipzig*, 1900, Grieben, vi-98 p. 8⁰. (1 Taf.)

1228. Muskett (Ph.-E.). — The feeding and management of Australian infants in health and disease. (5. ed., enlarg.) *Sydney*, (1900), Empson & Son, xix-304 p. 8⁰.

1229. Oppenheim (N.). — The care of the child in health. (Chap. iv : Feeding.) *New York*, 1900, 308 p. 12⁰.

1230. Pecker (P.). — La puériculture par l'assistance à domicile. Préface de M. A. Pinard. *Paris*, 1900, J.-B. Baillière & fils, 87 p. 8⁰.

1231. Pinilla (R.). — Cómo se entiende la alimentación de los niños en Europa y en América. *Madrid*, 1900, 24 p. 8⁰.

1232. Ponndorf. — Pflege bei Säuglingen. *In* : Pfeiffer's Taschenbuch der Krankenpflege. (3. Aufl.) *Weimar*, 1900; 306-341.

1233. X... — Report of the Milk Committee of the Philadelphia Pediatric Society. *Philadelphia M. J.*, vi, 1900; 758.

1234. Ammon (F.-A. von). — Die ersten Mutterpflichten und die erste Kindespflege. **1901** Belehrungsbuch für junge Frauen und Mütter. (37. Aufl. durchgesehen von F. von Winckel.) *Leipzig*, (1901), S. Hirzel, 12⁰.

1235. Baginsky (A.). — Säuglings-Ernährung und Säuglings-Krankheiten. *Deut. Med. im XIX. Jahrhundert*, i, Berlin, 1901 ; 193-217.

1236. Balestre (A.) & Gilletta de Saint-Joseph (A.). — Étude sur la mortalité de la première enfance dans la population urbaine de la France de 1892 à 1897. *Paris*, 1901, O. Doin, 55 p. 8⁰. (Fig. en couleurs.)

1237. Barbary (F.). — Autour des berceaux. Préface de M. le professeur Pinard. *Paris*, 1901, Soc. d'éd. scient., iv-177 p. 12⁰.

1238. Bec (F.). — De la mortalité des enfants du premier âge dans le département de Vaucluse. *Montpellier*, 1901, Impr. G. Firmin & Montane, 57 p. 8⁰. (*Thèse.*)

1239. Bendix (B.). — Ueber Säuglingsernährung. *Med.-chir. Centralbl.*, xxxvi, Wien, 1901; 17-20.

1240. Bendix (B.). — Zur Ernährungsphysiologie des Säuglings. ii. Ueber die Entwicklung von Zwillingen. *Jahrb. f. Kinderh.*, 3. F., iv, Berlin, 1901 ; 703-720.

1241. Biedert (O.). — Nécessité de la création d'une station d'essais d'aliments en vue des bons soins à donner aux enfants. *Compt. rend. Cong. internat. p. l'enf.*, *Budapest*, (1899). Budapest, 1901; 86.

1242. Blum (E.). — Wie ernähren wir unsere Kinder gut und zweckmässig? *Leipzig*, 1901, Borggold, 16 p. 8⁰.

1243. Bonne (G.). — Wie ernähre ich mein Kind ? Zwölf goldene Regeln für junge Mütter. Nach einem Vortrage. *Leipzig*, 1901, Leineweber, 8 p. 8⁰.

1901

1244. Boquel (A.). — Une conférence du professeur Budin sur l'allaitement. *Arch. méd. d'Angers*, v, 1901; 319-330.

1245. Bringuet (P.). — Contribution à la défense de l'enfant. *Toulouse*, 1901, Impr. Saint-Cyprien, 115 p. 8º. (*Thèse.*)

1246. Budin (P.). — L'allaitement. *Rev. scient.*, 4ᵉ s., xv, Paris, 1901; 737-750. (Fig. 26-46.) — *Rev. d'hyg.*, xxiii, Paris, 1901; 944.

1247. Budin (P.). — Étude sur la mortalité de la première enfance. Rapport sur un mémoire de MM. Balestre et Gilletta de Saint-Joseph (de Nice). *Obstétrique*, vi, Paris, 1901; 422-433. (4 fig.)

1248. Budin (P.). — Le nourrisson. Alimentation et hygiène. Enfants débiles, enfants nés à terme. *Paris*, 1901, O. Doin, xii-394 p. 4º. (128 fig.).

1249. Budin (P.). — Sur un mémoire de MM. les Drs. Balestre et Gilletta de Saint-Joseph (de Nice), intitulé: Étude sur la mortalité de la première enfance (et disc.). *Bull. Acad. de méd.*, 3ᵉ s., xlv, Paris, 1901; 661-668.

1250. Camerer (W.) sen. — Das Gewichts-und Längenwachsthum des Menschen, insbesondere im 1. Lebensjahr. *Jahrb. f. Kinderh.*, 3. F., iii, Berlin, 1901; 381-446. (Tab. & Curv.)

1251. Carraroli (A.). — Puericoltura. *Arch. internaz. di med. & chir.*, xvii, Napoli, 1901; 129-139.

1252. Cayla (F.). — Alimentation et hygiène des enfants, avec appendices et figures intercalées dans le texte. *Paris & Bordeaux*, 1902, Vigot frères, G. Genouilhou, 246 p. 8º.

1253. Chapin (H.-D.). — Infant-feeding. A clinical lecture delivered at the New York Post-Graduate Medical School and Hospital. *Amer. J. Obst.*, xliii, New York, 1901; 597-607. (1 fig.)

1254. Comby (J.). — Dictionnaire d'hygiène des enfants. (2ᵉ ed.) *Paris*, 1901, J. Rueff, 454 p. 12º. (23 fig.)

1255. Cramer (H.). — Zur Stoffwechselgleichung beim Neugeborenen. *Arch. f. Kinderh.*, xxxii, Stuttgart, 1901; 1-37.

1256. Cramer (H.). — La alimentación de los recien nacidos. (Trad. por R. Ruiz.) *Med. de los niños*, i, Barcelona, 1900; 206-210.

1257. Crandall (F.-M.). — Start the baby's diet right. *Internat. M. Mag.*, x, New York, 1901; 75-77.

1258. Czerny (A.). — Ueber Kinderernährung. *Deut. Klinik*, vii, Wien & Berlin, 1901; (Lief. 6) 1-18.

1259. Czerny (A.) & Keller (A.). — Des Kindes Ernährung, Ernährungsstörungen und Ernährungstherapie. 1. & 2. Abtheilung. *Leipzig & Wien*, 1901, F. Deuticke, 8º. (1 Fig.)

1260. Dannheiser. — Ueber Ernährung und Pflege des Kindes in den ersten Lebensmonaten. *Allg. deut. Hebam.-Ztg.*, xvi, Berlin, 1901; 115-118.

1261. Dubé (J.-E.). — La mortalité infantile et les moyens de la diminuer. *Union méd. du Canada*, 36ᵉ ann., vii, Montréal, 1901; 12-26.

1262. Dupeux. — L'allaitement des enfants. *Écho méd. de Lyon*, vi, 1901; 350.

1263. Epstein (A.). — Entwurf einer Instruction für Pflegeparteien über Pflege und Ernährung der Findelkinder im ersten Lebensjahr. *Wien*, 1901, A. Hölder, 12 p. 8º.

1264. Eschle. — Kurze Belehrung über die Ernährung und Pflege des Kindes im 1901 ersten Lebensjahr. (4. Aufl.) *Leipzig*, 1901, B. Konegen, viii-86 p. 16°.

1265. Fischer (L.). — Infant-feeding in its relation to health and disease. *Philadelphia & Chicago*, 1901, F. A. Davis Co., viii-359 p. 8°. (52 illustr., 23 charts & tables.)

1266. Fischer (L.). — Various methods of infant feeding. *Med. Rec.*, lx, New York, 1901; 845-849.

1267. Fischer (L.). — Athrepsia infantum. Marasmus, or wasting disease. Atrophy. Malassimilation of food. Its cause and treatment. Proper infant-feeding. *J. Amer. M. Assoc.*, xxxvi, Chicago, 1901; 173-176.

1268. Flachs. — Praktische Gesichtspunkte zur Säuglingsernährung. (Ref.) *München. med. Woch.*, xlviii, 1901; 1807. — *Jahrb. f. Kinderh.*, 3. F., iv, Berlin, 1901; 682.

1269. Flachs. — La clinique des nourrissons à Dresde. Son organisation, ses procédés et ses réformes dans l'alimentation. *Compt. rend. XIIIᵉ Cong. internat. de méd.*, *Paris, 1900. Section de méd. de l'enf.*, Paris, (1901); 107-111.

1270. Fontaine (A.). — Sur l'allaitement et l'alimentation artificielle des nouveau-nés dans les principales espèces domestiques. *Arch. méd. d'Angers*, v, 1901; 13-26.

1271. Fourmann (Fr.). — Wovon ist das Gewicht der Neugeborenen abhängig? *Bonn*, 1901, 8°. (*Inaug.-Diss.*)

1272. Fouineau (R.). — Formulaire de thérapeutique infantile et de posologie. Avec introduction de V. Hutinel. *Paris*, 1901, J.-B. Baillière & fils, 260 p. 12°. (Fig.)

1273. Goñi (E.). — Observaciones y cuidados que se deben tener à los niños durante la lactancia. *Gac. méd. d. Norte*, vii, Bilbao, 1901; 436-454.

1274. Grandpré (L.-P. de). — L'alimentation chez le nourrisson. *Union méd. du Canada*, 36ᵉ ann., vii, Montréal, 1901; 409-423.

1275. H. L. — L'allaitement. *J. d'accouch.*, xxii, Liège, 1901; 226.

1276. Hahn (C.). — Des prématurés. Caractères, pronostic, traitement. *Paris*, 1901, G. Steinheil, 173 p. 8°. (*Thèse.*)

1277. Hauser. — Die Arbeiten der Jahre 1897-1899 über Milch-und Säuglingsernährung. *Fortschr. d. Med.*, xix, Berlin, 1901; 101-113.

1278. Hauser (W.). — Die Säuglingssterblichkeit, ihre Ursachen und ihre Bekämpfung. *Kinder-Arzt*, xi, Leipzig, 1901; 145-167.

1279. Hedger (C.). — Feeding of infants. *St. Paul M. J.*, iii, 1901; 303.

1280. Herrenschneider (A.). — Die Pflege und Ernährung des Säuglings, für Hebammen und Mütter. *Strassburg*, 1901, Beust, xii-80 p. 8°.

1281. Heubner (O.). — Die Energiebilanz des Säuglings. *Ztschr. f. diät. & physik. Therap.*, v, Leipzig, 1901-1902; 13-35. — *Jahrb. f. Kinderh.*, 3. F., iv, Berlin, 1901; 217. — *Berlin. klin. Woch.*, xxxviii, 1901; 449-452. — *Semaine méd.*, xxi, Paris, 1901; 308.

1282. Heubner (O.). — Zur Kenntniss der Säuglingsatrophie (und Disc.). *Verhandl. d. 17. Vers. d. Gesellsch. f. Kinderh... in Aachen*, (1900). Wiesbaden, 1901; 42-46.—*Jahrb. f. Kinderh.*, 3. F., i, Berlin, 1901; 35-49. (6 Abbild.)

1283. Heubner (O.) & Salge. — Bericht über die wichtigeren Forschungsergebnisse auf dem Gebiete der Kinderheilkunde des Jahres 1900. *Schmidt's Jahrb.*, cclxx, Leipzig, 1901; 1-8.

1901

1284. HEWER (Mrs L.). — Our baby; for mothers and nurses. (6. ed.) *Bristol*, 1901, Wright & Co., 12°.

1285. J. (L.-C.). — L'alimentation des nouveau-nés, ses excès, nécessité d'une alimentation dosée et non exagérée. *J. de méd. & chir. prat.*, LXXII, Paris, 1901 ; 641-647.

1286. KERLEY (CH.-G.). — Suggestions in infant feeding. *Med. Rec.*, LX, New York, 1901 ; 328-332.

1287. KNŒPFELMACHER (W.). — Die Nahrungsmengen im Säuglingsalter. *Wien. med. Presse*, XLII, 1901 ;780-785. — *Jahrb. f. Kinderh.*, 3. F., IV, Leipzig, 1901 ; 230. — *Centralbl. f. Therap.*, XIX, Wien, 1901 ; 496.

1288. KŒPPE (H.).—Ueber Säuglingsernährung. *München. med. Woch.*, XLVIII, 1901 ; 488.

1289. LANGE (CORNELIA DE). — Zur Darmvegetation gesunder Säuglinge. *Jahrb. f. Kinderh.*, 3. F., IV, Berlin, 1901 ; 721-733.

1290. LÉPINE (Mᵐᵉ E.). — Essai sur Ambroise Paré et la médecine des enfants. *Paris*, 1901, L. Boyer, 123 p. 8°. (*Thèse.*)

1291. LODI (G.-V.). — Asilo per i bambini lattanti in Bologna. Relazione sull' andamento economico e morale dell'asilo negli anni 1897-1900. *Bologna*, 1901, Regia tip., 40-8 p. 8°.

1292. LULING. — Die Sterblichkeit der Säuglinge in ihrer Beziehung zu den verschiedenen Arten der Ernährung. (Ref.) *Centralbl. f. Gynaek.*, XXV, Leipzig, 1901 ; 794.

1293. MAYGRIER (CH.). — La consultation des nourrissons à la Charité (et disc.). *Obstétrique*, VI, Paris, 1901 ; 198-202. — *Ann. Soc. obst. de France*, 8ᵉ sess., Paris, 1901 ; 272.

1294. MONTAGNON. — Allaitement et mal de Bright. *Loire méd.*, XX, St.-Étienne, 1901 ; 164-168. — *Bull. méd.*, XV, Paris, 1901 ; 726.

1295. NEUMANN (H.) & OBERWARTH (E.). — Einiges über die Pflege der Neugeborenen. *Therap. d. Gegenwart*, XLII, Berlin & Wien, 1901 ; 551-555.

1296. OUI. — La mortalité des enfants du premier âge à Lille. Causes et remèdes. *Écho méd. du Nord*, V, Lille, 1901 ; 497-507.

1297. PECKER. — La puériculture par l'assistance à domicile. *Meulan*, 1901, Impr. F. Roger, 16 p. 12°.

1298. PÉRIER (E.). — Les consultations de nourrissons. *Ann. de méd. & chir. inf.*, V, Paris, 1901 ; 289-295.

1299. PFEIFFER (L.). — Regeln für die Wochenstube und Kinderpflege. 1. Theil. Die Pflege der Wöchnerin und der Neugeborenen. (4. Aufl.) *Weimar*, 1901, Böhlau, VIII-67 p. 12°.

1300. PIERRA (L.). — La surcharge alimentaire cause d'intolérance gastro-intestinale chez le nourrisson. *Paris*, 1901, Impr. L. Boyer, 91 p. 8°. (11 fig.) (*Thèse.*)

1301. PLANCHON (P.). — Quantités de lait à donner aux enfants débiles pendant les dix premiers jours qui suivent leur naissance. *Obstétrique*, VI, Paris, 1901 ; 418-422. (1 fig.)

1302. POPE (H.-C.). — The feeding of infants in health and sickness. *West London M. J.*, VI, 1901 ; 93-106. — *Lancet*, London, 1901, 1 ; 555.

1303. PORAK. — Rapport au nom de la Commission permanente de l'hygiène de

l'enfance, sur les mémoires et travaux envoyés à cette Commission en 1901. *Bull. Acad.* **1901**
de méd., 3ᵉ s., XLVI, Paris, 1901 ; 668-769.

1304. QUATTROCHI (S.). — Alterazioni del tubo gastro-enterico di cagnolini resi
atrofici per insufficiente, cattiva, o irregolare alimentazione. Studio sperimentale. *Pediatria*,
IX, Napoli, 1901 ; 49-64.

1305. QUINTRIE (E.). — Une consultation de nourrissons à Bordeaux. *J. de méd. de
Bordeaux*, XXI, 1901 ; 217-220.

1306. REID (G.). — The feeding of infants (Abstr.). *Lancet*, London, 1901, II ; 740.

1307. REIFFERSCHEID. — Zur Pflege frühgeborener Kinder. *Deut. med. Woch.*, XXVII,
Leipzig, 1901 ; (Ver.-Beil.) 258. — *Centralbl. f. Kinderh.*, VII, Leipzig, 1902 ; 34.

1308. ROGER (G.-H.). — Les maladies infectieuses. *Paris*, 1902, Masson & Cie, XIV-
1520 p. 8°. (Allaitement dans les infections : p. 1114, 1115.)

1309. RONGIER (L.). — L'anémie des nourrissons dyspeptiques. *Paris*, 1901, C. Naud,
51 p. 8°. (*Thèse.*)

1310. ROTCH (TH.-M.). — Feeding in early infancy and childhood. Weaning. *In* :
EDWARDS (W.-A.). — Diseases of children medical and surgical. A supplement to
Keating's Cyclopædia of the diseases of children. *Philadelphia & London*, (2. ed.) 1901,
J. B. Lippincott Co., XVIII-1368 p. 8°. (Illustr.)

1311. ROTHSCHILD (H. DE). — Hygiène de l'allaitement. *Compt. rend. Cong. internat.
p. l'enf.*, Budapest (1899). Budapest, 1901 ; 90.

1312. ROTHSCHILD (H. DE). — Hygiène et pathologie de l'allaitement. L'allaitement
au sein. Le choix d'une nourrice. *Progrès méd.*, 3ᵉ s., XIII, Paris, 1901 ; 385-387. — *Gaz.
d. mal. inf.*, III, Paris, 1901 ; 217.

1313. ROTHSCHILD (H. DE). — Revue analytique des travaux récents sur l'allaitement.
Progrès méd., 3ᵉ s., XIV, Paris, 1901 ; 50, 72.

1314. ROTHSCHILD (H. DE). — Revue analytique des travaux récents sur l'allaitement
et les maladies du premier âge. *Paris*, 1901, Progrès médical & F. Alcan, 27 p. 12°.

1315. SAINT-PAU (P.-R.-A.). — Contribution à l'étude de l'hygiène de la première
enfance. *Bordeaux*, 1901, Impr. Y. Cadoret, 39 p. 8°. (*Thèse.*)

1316. SCHLOSSMANN. — Zur Frage der natürlichen und künstlichen Säuglingsernährung.
(Ref.) *München. med. Woch.*, XLVIII, 1901 ; 198.

1317. SCHÜTZ-WESTERFELD (W.). — Das erste Lebensjahr. Gemeinverständliche
Lehren und Rathschläge zu einer naturgemässen Leibespflege des Säuglings. Ein Buch
für Mütter. *Leipzig*, 1901, O. Maier, 40 p. 8°.

1318. SEITZ (C.). — Kurzgefasstes Lehrbuch der Kinderheilkunde, für Aerzte und
Studirende. (II. Ernährung und Pflege der Kinder, p. 15-45.) *Berlin*, (2. Aufl.) 1901,
S. Karger, VIII-499 p. 8°.

1319. SOMMER (G.). — Würzburger Abhandlungen aus dem Gesamtgebiet der praktischen Medicin. 1. Band. 6. Heft : Die Principien der Säuglingsernährung. *Würzburg*,
1901, A. Stuber (C. Kabitzsch), 145-168 p. 8°.

1320. SOXHLET. — Ueber Säuglingsernährung. (Ref.) *München. med. Woch.*, XLVIII,
1901 ; 241. — *Berlin. klin. Woch.*, XXXVIII, 1901 ; 115.

1321. STRAUSS (P.). — Dépopulation et puériculture. *Paris*, 1901, E. Fasquelle,
308 p. 12°.

1901 1322. Tabary. — L'élevage des enfants. *Indépend. méd.*, vII, Paris, 1901 ; 156.

1323. Taylor (J.-M.) & Wells (W.-H.). — Manual of the diseases of children. (Chap. III. General hygiene of infants and children.) (2. ed.) *Philadelphia*, 1901, P. Blakiston's Son & Co., 859 p. 8°. (Illustr.)

1324. Townsend (Ch.-W.). — The feeding of an incubator baby. *Arch. Pediat.*, xvIII, New York, 1901 ;

1325. Unger (L.). — Lehrbuch der Kinderkrankheiten in kurzgefasster systematischer Darstellung. (Allgemeiner Theil. A. Ernährung und Diätetik.) *Leipzig & Wien*, (3. Aufl.) 1901, Fr. Deuticke, xvi-671 p. 8°. (27 Fig. & 1 Taf.)

1326. Valdameri (A.). — I moderni bisogni delle beneficenza baliatica. *Gior. d. r. Soc. ital. d'ig.*, xxIII, Milano, 1901 ; 160-172, 221-228.

1327. Variot (G.). — Instructions aux mères pour allaiter leurs enfants. (Projet élaboré au nom de la Sous-Commission des crèches de la Ville de Paris.) *Rev. philanthrop.*, IX, Paris, 1901 ; 630-638.

1328. Visanska (S.-A.). — Infant-feeding. *Atlanta J. & Rec. Med.*, III, 1901 ; 85-98. (2 fig.)

1329. X... — Le dispensaire gratuit de la Caisse des écoles du VIIe arrondissement, I, rue Oudinot. Dispensaire pour enfants malades et consultations de nourrissons. Année 1900. Préface de M. Ch. Risler. *Paris*, 1901, G. Steinheil, 63 p. 8°. (fig.)

1330. X... — Feeding of infants at public expense. *Amer. J. Pharm.*, LXXIII, Philadelphia, 1901 ; 612.

1331. Zahorsky (J.). — Mixed feeding of infants. *Pediatrics*, xI, New York, 1901 ; 208-215.

1332. Zavitziano (S.-C.). — Le service des enfants trouvés de Notre-Dame de Péra. *Constantinople*, 1901, vIII-139 p. 8°.

XVII. — ALLAITEMENT NATUREL

1683 1333. Camerarius (R.-J.). — Sylloges memorabilium medicinæ et memorabilium naturæ arcanorum centuriæ xx. (Cent. xvIII. Part. xvi. Tractatus qui prodiit Parisiis de obligatione matrum lactandi infantes.) *Tubingæ*, (ed. altera), 1683, J.-G. Cotta, 1662 p. 48 f. 8°.

1741 1334. Robert (Bishop of Cork). — Letter concerning a man who gave suck to a child. *Phil. Tr.*, xLI, 1741 ; 813.

1744 1335. Baron (Th.). — Questio medica : An prolem lactare matribus saluberrimum ? Question de médecine : La santé des mères demande-t-elle qu'elles soient elles-mêmes nourrices de leurs enfants ? *In* : Hecquet. De l'indécence aux hommes d'accoucher les femmes etc. *Trévoux*, 1744 ; 315-355.

1336. LAURENTIUS (J.-M.). — De matre infantem suum non lactante huic et sibi **1763**
ipsi noxas insignes inferente. *Gryphiswaldiæ*, 1763, 4°. (*Diss.*)

1337. WESTPHAL (A.). — De matre infantem suum non lactante huic et sibi noxas
insignes inferente. *Gryphiswaldiæ*, 1763, 4°. (*Diss.*)

1338. L... — Bericht an die Mütter, welche ihre Kinder säugen wollen von Frau L... **1772**
Augsburg, 1772, 8°.

1339. X... — Avis aux mères qui veulent nourrir, ou observations sur le danger et
l'inutilité de préparer pendant la grossesse le sein des femmes qui se proposent de nourrir
leurs enfants. *Paris*, 1772, 8°.

1340. WHITE (CH.). — Avis aux femmes enceintes et en couches ou Traité des **1774**
moyens de prévenir et de guérir les maladies qui les affligent dans ces deux états; traduit
de l'anglais de Charles White et augmenté d'un traité sur l'allaitement maternel, par M...
docteur en médecine. *Paris*, 1774, Vincent, XXIV-408 p. 12°.

1341. NICOLAS. — Le cri de la nature en faveur des jeunes enfants nouveau-nés, **1775**
ouvrage dans lequel on expose les règles diététiques que les femmes doivent suivre pendant leur grossesse et pendant leurs couches; les avantages et les douceurs qu'elles trou-
veront à nourrir leurs enfants, et les dangers qu'elles courront en ne se soumettant pas à
cette loi naturelle, etc. *Grenoble*, 1775, Vᵉ Giroud, 12° & *Paris*, 1775, chez Vincent.

1342 ROBERDIÈRE (DE LA). — Sur les avantages et les désavantages de l'allaitement **1783**
maternel. *J. de méd., chir., pharm., &c.*, LIX, Paris, 1783; 330-342, 406-420.

1343. ROZE DE LÉPINOY. — Avis aux mères qui veulent nourrir. *Paris*, 1785, P. F. **1785**
Didot jeune, 55 p. 12°. — *J. de méd., chir., pharm., &c.*, LXV, 1785; 491-493.

1344. FRANK (J.-P.). — System einer vollständigen medizinischen Polizey. (11. Bd. : **1786**
Von der mütterlichen Pflicht des Selbststillens und ihrem Einfluss auf das Wohl des
Staates. *Wien*, (3. Aufl.), 1786, 8°.

1345. RHADES (F.-H.). — Animadv. circa temperamenta humana imprimis ea, quæ
lactatione communicata habentur. *Halæ Magd.*, 1786, 64 p. 8°.

1346. NÜRNBERGER (C.-F.). — De justa fœminarum lactatione magno sanitatis præsi̇ **1787**
dio. *Vittenbergæ*, 1787, 4°. (*Diss.*)

1347. STOLL. — Briefe über die Pflicht der Mütter ihre Kinder selbst zu stillen; **1788**
herausgegeben von Eyerel. *Wien*, 1788, 8°.

1348. STRACK (C.). — Aufruf an die Mütter ihre Kinder selbst zu stillen. Aus dem **1792**
Lateinischen von J. Uihlein. *Frankfurt a. M.*, 1792, 8°.

1349. DESESSARTZ. — Traité de l'éducation corporelle des enfans en bas-âge, ou **1798**
réflexions pratiques sur les moyens de procurer une meilleure constitution aux citoyens.
(Chapitre III. De la nourriture des enfants.) Avec supplément en deux parties. Première
partie : Instructions nécessaires aux femmes qui veulent nourrir leurs enfans. Deuxième
partie : Notice des ouvrages, qui, depuis 1760, ont été publiés sur l'éducation corporelle
des enfans. (2ᵉ éd.) *Paris, an VI* (1798), Croullebois & Th. Barrois jeune, 39-514 p. 8°.

1350. WENDELSTADT (G.-F.-C.). — Ueber die Pflicht gesunder Mütter ihre Kinder zu
stillen nebst einem Versuch der Geschichte der Säugammen und einer darauf folgenden
Anweisung, worauf man bey der Wahl einer nöthigen Säugamme zu sehen hat. *Frankfurt & Leipzig*, 1798, 100 p. 12°.

1802 1351. Osthoff. — Ueber das Selbststillen. Ein organonomisch-medicinischer Versuch. *Lemgo*, 1802, 8°.

1803 1352. Fleisch (C.-B.). — Handbuch über die Krankheiten der Kinder und über die medicinisch-physische Erziehung derselben bis zu den Jahren der Mannbarkeit. (1. Band. III. Von dem Selbststillen.) *Leipzig*, 1803-1812, F.-G. Jacobäer, 5 vol. 8°.

1353. Sacombe. — Examen critique d'une thèse intitulée : « Considérations médicales sur les avantages de l'allaitement étranger, pour la plupart des enfans des grandes villes, » présentées et soutenues à l'École de médecine de Paris, le 5 floréal de l'an II, in-8°, de 46 pages. A Paris, de l'imprimerie de Gillé fils. *Lucine française*, I, Paris, an XI (1803) ; 519-549.

1804 1354. Sacombe. — De l'allaitement des enfans par leurs mères. *Lucine française*, I, Paris, an XII, (1804); 62-108.

1809 1355. Leuthner (F.-J.-E. v.). — Abhandlung über die vernachlässigte Säugung bei Müttern. *München*, 1809, 8°.

1822 1356. Schneider (J.). — Die heilige Pflicht der Mütter ihre Kinder selbst zu stillen, ein Gegenstück zu den Zwierlein Schriften. *Frankfurt*, 1822, 8°.

1827 1357. Figayrolles (Ph.-N.). — Essai sur les avantages de l'allaitement maternel. *Montpellier*, 1827, 8°. (*Thèse.*)

1830 1358. Veret (F.-M.). — De l'allaitement étranger. *Strasbourg*, 1830, 16 p. 4°. (*Thèse.*)

1860 1359. Lœschner. — Ueber das Selbststillen der Mütter. *In* : Charitas-Kalender des Franz Josef-Kinderspitals in Prag, 1860, 8°. — *Arch. f. Kinderh.*, I. F., IV, Wien, 1861; (Anal.) 44.

1885 1360. Comby (J.). — De l'allaitement maternel. *Progrès méd.*, Paris, 1885, I; 460-462.

1899 1361. Ashby (H.). — Health in the nursery. (Chapter VII : Natural feeding.) *London*, (2. ed.), 1899, Longmans, Green & Co., XII-229 p. 8°. (25 fig.)

1900 1362. Gardini (L.). — L'allattamento materno : conferenza. *Lucina*, V, Bologna, 1900; 161.

1901 1363. Budin (P.) & Perret. — De l'allaitement pendant les suites de couches pathologiques. *Obstétrique*, VI, Paris, 1901 ; 499-516. (8 fig.) — *Ann. Soc. obst. de France.* Paris, 1901; 223-241.

1364. Camerer (W.) jun. — Die chemische Zusammensetzung des Neugeborenen. *Verhandl. d. 17. Vers. d. Gesellsch. f. Kinderh... in Aachen*, (1900). Wiesbaden, 1901 ; 182-185.

1365. Delestre (M.). — Des troubles digestifs chez les enfants nourris au sein. *Rev. prat. d'obst. & pædiat.*, XIV, Paris, 1901 ; 84-96.

1366. Filatow. — Traitement de la dyspepsie des nourrissons élevés au sein. *Ann. de méd. & chir. inf.*, V, Paris, 1901 ; 397-404.

1367. Keller (A.). — Kranke Kinder an der Brust. *Jahrb. f. Kinderh.*, 3. F., III, Berlin, 1901 ; 59-90. (23 Curven.)

1368. Kneise (O.). — Die Bakterienflora der Mundhöhle des Neugeborenen vom Momente der Geburt an und ihre Beziehungen zur Ætiologie der Mastitis. *Leipzig*, 1901, A. Georgi, 34 p. 8°. (*Inaug.-Diss.*, Halle.)

1369. LEMIÈRE (G.). — Gastro-entérite aiguë par excès d'alimentation chez un nourrisson élevé au sein. *J. d. sc. méd. de Lille*, XXIV, 1901 ; 313-320. **1901**

1370. LEVI-SIRUGUE. — L'hygiène du nourrisson au sein. *Gaz. d. hôp.*, LXXIV, Paris, 1901 ; 1340.

1371. MARFAN (A.-B.). — Allaitement naturel et allaitement artificiel ; hypothèses sur le rôle des zymases du lait. *Presse méd.*, Paris, 1901, I ; 13-16. — *Arch. de méd. d. enf.*, IV, Paris, 1901 ; 566. — *Progrès méd.*, 3ᵉ s., XIII, Paris, 1901 ; 59.

1372. ROCHE (C.-A.-F.). — Influence de la menstruation de la nourrice sur l'enfant qu'elle allaite. *Paris*, 1901, Impr. F. Levé, 69 p. 8°. (9 fig. & tabl.) (*Thèse.*)

1373. WICHMAN (J.-V.). — Brystborn og Flaskeborn (Allaitement au sein et allaitement artificiel). *Ugeskr. f. Læger*, Stockholm, 1901 ; 361-368.

XVIII. — ALLAITEMENT ARTIFICIEL

1374. BALDINI (F.). — Metodo di allatare a mano i bambini. *Napoli*, 1784, 3-88 p. **1784** 8°. (1 pl. & 1 frontisp.)

1375. BALDINI (PH.). — Methode die Kinder ohne Brust gross zu saugen. *Stendal & * **1787** *Strassburg*, 1787, A. Kœnig, 8°.

1376. BALDINI. — Méthode d'allaiter les enfans à la main au défaut de nourrice. *Paris*, **1788** 1788, Buisson, 8°.

1377. X... — Programme sur l'allaitement artificiel des enfans nouveau-nés, proposé dans la Séance publique de la Société royale de médecine, du 12 février 1788. *J. de méd.*, *chir., pharm. &c.*, LXXIV, Paris, 1788; 555-561.

1378. FLEISCH (C.-B.). — Handbuch über die Krankheiten der Kinder und über die **1803** medicinisch-physische Erziehung derselben bis zu den Jahren der Mannbarkeit. (1. Band. v. Von dem künstlichen Auffüttern der Säuglinge ohne ihnen die Brust zu reichen.) *Leipzig*, 1803-1812, F.-G. Jacobäer, 5 vol. 8°.

1379. HENKE (A.). — Handbuch der Erkenntniss und Heilung der Kinderkrankhei- **1818** ten. (1. Band. Zweiter Abschnitt. Ueber die Ernährung des Kindes ohne die Brust der Mutter. Ammen. Künstliche Ernährung der Kinder.) *Frankfurt am Mayn*, (2. Aufl.) 1818, F. Wilmans, 2 vol. 8°.

1380. ZWIERLEIN. — Unterhaltungen über die Ziege als beste und wohlfeilste Säug- **1819** amme. *Standal*, 1819, 8°.

1381. BRETON (Mᵐᵉ). — Avis aux mères qui ne peuvent pas nourrir, ou instruction **1826** pratique sur l'allaitement artificiel. *Paris*, 1826, chez l'auteur & Baillière, 24 p. 8°.

1382. BRŒKSMIT (J.). — Over de zoogenaamde kunstmatige voeding van kinderen in **1868** het eerste levensjaar (De l'allaitement dit artificiel dans le premier âge). *Utrecht*, 1868, 8°.

1874 1383. CLARKE (B.). — Infant mortality and infants' diet. *Food J.*, IV, London, 1874; 289.

1875 1384. DAWSON (B.-F.). — Artificial diet of infants. *San. Rec.*, III, London, 1875; 249.

1385. WARD (J.). — Milk and infantile diarrhœa. *San. Rec.*, III, London, 1875; 263.

1877 1386. REID (J.-C.). — On some of the occult causes of infant mortality. *San. Rec.*, VI, London, 1877; 405.

1879 1387. BOUDARD (A.). — Guide pratique de la chèvre-nourrice au point de vue de l'allaitement des nouveau-nés et de la syphilis constitutionnelle. (3° éd.) *Gannat*, 1879, Impr. Fr. Marion, 104 p. 12°.

1883 1388. TRIGANT DE BEAUMONT. — Dépopulation de la France. *Paris*, (1883), 222 p. 8°.

1884 1389. GOULD (J.-F.). — Infant diet. *Arch. Pediat.*, I, Jersey City, 1884; 136-138.

1390. SCHOPPE (H.). — Zur künstlichen Ernährung der Säuglinge in den drei ersten Lebensmonaten. Experimentell klinische Untersuchung. *Tübingen*, 1884, H. Laupp, VI-82 p. 8°.

1391. WALKER (B.). — « Rearing of hand-fed infants ». *Lancet*, London, 1884, II; 322.

1885 1392. COMBY (J.). — Mortalité des enfants allaités artificiellement et alimentés prématurément; l'athrepsie. *Progrès méd.*, 1885, Paris, I; 297.

1393. TIMPE (TH.). · Graphische Darstellungen zur künstlichen Kinderernährung. *Magdeburg*, 1885, 16 p. 12°.

1886 1394. HARRISON (G.-B.). — A lecture on artificial feeding. *Arch. Pediat.*, III, Philadelphia, 1886: 341-357.

1395. KEATING (J.-M.). — The artificial feeding of infants. *Philadelphia*, 1886, 10 p. 8°. (Repr.)

1887 1396. BERTHOD (P.). — Les enfants nés avant terme. La couveuse et le gavage à la Maternité de Paris. *Paris*, 1887, 79 p. 4°. (6 pl.) (*Thèse.*)

1397. ROTCH (T.-M.). — The artificial feeding of infants. *Arch. Pediat.*, IV, Philadelphia, 1887; 458-480.

1889 1398. BRUSH (E.-F.). – Résumé of Dr. E. F. Brush's paper on « cow's milk for infant food ». *Arch. Pediat.*, VI, Philadelphia, 1889; 587-589.

1399. ESCHERICH (TH.). — Ueber künstliche Ernährung und eine neue Methode der Nahrungsmengen-Berechnung. *München. med. Woch.*, XXXVI, 1889; 210, 235. — *Jahrb. f. Kinderh.*, n. F., XXXI, Leipzig, 1890; 195.

1400. MEIGS (A.-V.). — The artificial feeding of infants. *Arch. Pediat.*, VI, Philadelphia 1889; 833-848.

1891 1401. ESCHERICH (TH.). — Beiträge zur Frage der künstlichen Ernährung. *Jahrb. f. Kinderh.*, n. F., XXXII, Leipzig, 1891; 1-26, 231-251.

1402. PEAUCELLIER. — L'Œuvre de la Goutte de lait. *Progrès agricole*, Amiens, 5 mai 1891.

1893 1403. ALBU (J.). — Die beste Säuglings-Ernährung ohne Muttermilch nach Bertling's Verfahren. *Berlin*, 1893, 8°.

1404. MARFAN. — Sur le coupage du lait de vache dans l'allaitement artificiel. *Rev. mens. d. mal. de l'enf.*, XI, Paris, 1893; 526-529.

1405. Marfan (A.-B.) & Marot (F.). — Affections secondaires dans la dyspepsie **1893** gastro-intestinale chronique des nourrissons. 1. De la dyspepsie gastro-intestinale chronique des nourrissons soumis à l'allaitement artificiel. *Rev. mens. d. mal. de l'enf.*, xi, Paris, 1893; 337-347.

1406. Duclaux (E.). — Sur l'alimentation des nouveau-nés. (Revue critique.) *Ann.* **1894** *de l'Inst. Pasteur*, viii, Paris, 1894; 811-814.

1407. Porter (Ch.). — Infantile mortality (and disc.). *Publ. Health*, vii, London, 1894-95; 138, 168.

1408. Coit (H-.L.). — A bulletin on the prevention of diseases among infants; issued **1895** by the Board of Health of the city of Newark, N. J. *Arch. Pediat.*, xii, Philadelphia, 1895; 557-560.

1409. Cheadle (W.-B.). — On the principles and exact conditions to be observed **1896** in the artificial feeding of infants. (4. ed.) *London*, 1896, Smith, Elder & Co., xvi-248 p. 8º.

1410. Schalenkamp. — Das ostfriesische Milchschaf. Ein kleiner Beitrag zur Frage der **1898** Säuglingsernährung. *Centralbl. f. Kinderh.*, iii, Leipzig, 1898; 45-48.

1411. Thomas (D.-L.). — On infantile mortality. *Pub. Health*, xi, London, 1898-1899; 810-816.

1412. Ashley (H.). — Health in nursery. (Chapter viii : Artificial feeding of infants.) **1899** *London*, (2. ed.) 1899, Longmans, Green & Co., xii-229 p. 8º. (25 fig.)

1413. Bischofswerder. — Ueber das Saugen künstlich ernährter Kinder. *München.* **1900** *med. Woch.*, xlvii, 1900; 138.

1414. Brunon (R.). — Création d'une « Goutte de lait » à Rouen. *Normandie méd.*, xvi, Rouen, 1900; 3 p. 8º.

1415. Brunon (R.). — L'œuvre de la « Goutte de lait » de Rouen. *Rouen* (?), 1900, 12 p. 8º.

1416. Budin (P.). — Rapport de M. Pierre Budin sur la mortalité infantile. *Rev. philanthrop.*, ix, Paris, 1900; 363-368.

1417. Cattaneo (C.). — Ueber akuten Magen-Darmkatarrh bei entwöhnten Kindern und im zweiten Kindesalter. *Jahrb. f. Kinderh.*, 3. F., ii, Berlin, 1900; (Ergänzungsheft) 501.

1418. Demelin (L.-A.). — Contre-indications de l'allaitement maternel. *In :* Revues & mémoires d'obstétrique, *Paris*, 1900, O. Doin, 898 p. 8º. (Chap. xxix.)

1419. Jacobi (A.). — Artificial alimentation. Report to the Children's Section of the Thirteenth International Medical Congress, 1900. *Pediatrics*, x, New York & London, 1900; 321-349.

1420. Koplik (H.). — The ambulatory and hospital management of the gastrointestinal derangements of infancy in the summer months among the poor of labor cities. *Arch. Pediat.*, xvii, New York, 1900; 321-330.

1421. L. M. — L'alimentation des nourrissons et les microbes intestinaux. *Cosmos*, n. s., xliii, Paris, 1900; 547-549.

1422. Palmer (G.-T.). — Infant feeding with modified cow's milk; with special reference to the methods of trinity diet kitchen. *Chicago Clinic*, xiii, 1900; 501-503, 548-552.

1900   1423. ROTCH (T.-M.). — Some important aspects connected with the scientific feeding of infants. *In* : « Festschrift » in honor of Abraham Jacobi. *New York*, 1900, Knickerbocker Press, XIV-496 p. 8°. (Fig.)

1424. VARIOT (G.). — Proyecto de reorganización de los servicios de infantes lactados artificialmente en los hospitales de niños de Paris. (Trad.) *Med. de los niños*, I, Barcelona, 1900; 17-23.

1425. WINTER (A.). — Kurzer Beitrag zur Ernährung der Kinder mit dem Biedert' schen Rahmgemenge unter ungünstigen Verhältnissen. *Centralbl. f. Kinderh.*, V, Leipzig, 1900; 1-3.

1901   1426. BARBELLION. — De la valeur du lait de chèvre dans l'alimentation des enfants. *Compt. rend. XIIIe Cong. internat. de méd.*, *Paris, 1900. Sect. de méd. de l'enf.*, Paris, (1901); 111-117.

1427. BOUCHER (S.). — L'œuvre de la Goutte de lait. *Union méd. du Canada*, 36e ann., VII, Montréal, 1901; 249-251.

1428. BOVIS (R. DE). — De l'emploi du lait cru chez les nouveau-nés atteints d'athrepsie ou de catarrhe intestinal. *Bull. méd. de Québec*, III, 1901 ; 83.

1429. BRINDLEY (A.-E.). — Sterilisation of milk. *Med. Chron.*, 4. s., I, Manchester, 1901 ; 302.

1430. BRUNON (R.). — L'alcoolisme ouvrier et les ligues antialcooliques de Rouen. — La mortalité infantile et la Goutte de lait de Rouen. — Les tuberculoses et les « sanatoria de fortune ». *Normandie méd.*, XVII, Rouen, 1901 ; 344-551.

1431. CHADZINSKA (Mme J.). — De la graduation des tétées dans l'allaitement artificiel par le lait stérilisé. *Paris*, 1901, L. Boyer, 82 p. 8°. (1 tabl. & graph.) (*Thèse.*)

1432. CHAPIN (H.-D.). — A simple and accurate method of substitute infant feeding. *New York M. J.*, LXXIII, 1901; 324-327. (1 fig.)

1433. CHAUMIER (E.). — La « Goutte de lait » et les consultations de nourrissons. *Gaz. d. mal. inf.*, III, Paris, 1901; 145.

1434. CLARKE (E.-A.). — Sterilised milk and infant mortality. *Lancet*, London, 1901, II; 1426.

1435. COMBY (J.). — Scorbut infantile. *Arch. de méd. d. enf.*, IV, Paris, 1901 ; 482-486.

1436. DUBRISAY (J.) & LATASTE. — Consultations pour enfants nouveau-nés et distribution de lait stérilisé. *Rev. d'hyg.*, XXIII, Paris, 1901; 1011-1015.

1437. DUFOUR. — La Goutte de lait. *Normandie méd.*, XVII, Rouen, 1901 ; 389-395.

1438. ESCHERICH. — Des doctrines de l'allaitement artificiel; lait de femme agissant comme ferment. *Compt. rend. XIIIe Cong. internat. de méd.*, *Paris, 1900. Sect. de méd. de l'enf.*, Paris, (1901); 95-106.

1439. FISHER (CH.). — Two cases of scurvy rickets. *Brit. M. J.*, London, 1901, I; 826.

1440. GRIFFITH (J.-P.-C.). — The relation of scurvy to recent methods of artificial feeding. *New York M. J.*, LXXIII, 1901 ; 317-319.

1441. HEUBNER (O.). — Ueber künstliche Ernährung des Säuglings. Résumé du rapport. *Compt. rend. XIIIe Cong. internat. de méd.*, *Paris, 1900. Sect. de méd. de l'enf.*, Paris, (1901); 31-46, (disc.) 82-88.

1442. HAUTCHAMPS (L.). — Les enfants de l'allaitement artificiel exclusif. *J. méd. de* **1901** *Bruxelles*, 1901; n. 4-7.

1443. HOLT (L.-E.). — The general principles of infant feeding, with a simple method of home modification of cow's milk. *New York M. J.*, LXXIII, 1901; 52-58. (1 fig.)

1444. JACOBI (A.). — Künstliche Kinderernährung. *Arch. f. Kinderh.*, XXXI, Stuttgart, 1901; 1-27.

1445. JACOBI (A.). — Artificial alimentation. Résumé du rapport. *Compt. rend. XIIIe Cong. internat. de méd., Paris, 1900. Sect. de méd. de l'enf.*, Paris, (1901); 4-31, (disc.) 82-88.

1446. KERLEY (CH.-G.). — A study of 555 cases of summer diarrhœa among the out-patient poor (and disc.). *Arch. Pediat.*, XVIII, New York, 1901; 561-582.

1447. LANDAU (J.). — (L'allaitement artificiel des nouveau-nés.) *Przegl. lek.*, XL: Kraków, 1901; 229, 243, 259, 271, 289, 306, 333.

1448. LANDAU (J.). — Ueber künstliche Säuglingsernährung. *Heilkunde*, V, Wien & Leipzig, 1901; 345-353.

1449. LEVI-SIRUGUE. — L'allaitement artificiel. La débilité congénitale. *Gaz. d. hôp.*, LXXIV, Paris, 1901; 1369.

1450. MÜLLER (FR.-W.). — Ueber die Ursachen des Nichtstillens auf der schwäbisch-bayerischen Hochebene nebst geschichtlichen Notizen über das Nichtstillen überhaupt. *München*, (s. d.) Buchdruck. v. M. Ernst, 50 p. 8º. (*Inaug.-Diss.*)

1451. OPPENHEIMER (K.). — Ueber Säuglingsernährung durch unverdünnte Milch. *Arch. f. Kinderh.*, XXXI, Stuttgart, 1901; 321-358. (6 Tab.)

1452. PALMER (G.-T.). — Proper methods of handling milk for infant feeding. *Philadelphia M. J.*, VII, 1901; 223-225.

1453. PAUGAM (M.). — Contribution à l'étude de la maladie de Barlow en France. *Paris*, 1901, 94 p. 8º. (*Thèse.*)

1454. PEAUCELLIER. — L'œuvre de la Goutte de lait : son fonctionnement en Normandie. *Gaz. méd. de Picardie*, XIX, Amiens, 1901 ; 172-181.

1455. PRAUSNITZ. — Ursachen und Bekämpfung der hohen Säuglingssterblichkeit (u. Disk.) *Deut. Vrtljschr. f. öff. Gsndhtspflg.*, XXXIII, Braunschweig, 1901 ; 83-118.

1456. PETRONE (G.-A.). — La lattazione artificiale e le principali questioni che ad esse si collegano. *Pediatria*, IX, Napoli, 1901 ; 89-101.

1457. RIVA-ROCCI. — Sull'allattamento artificiale. *Gazz. med. di Torino*, LII, Torino, 1901; 147-152.

1458. ROTHSCHILD (H. DE) & NETTER (L.). — A propos des quantités de lait qu'il convient de donner dans l'allaitement artificiel et de leurs rapports avec les échanges nutritifs chez le nourrisson. *Compt. rend. Soc. de biol.*, LIII, Paris, 1901; 658-661. — *Arch. Pediat.*, XVIII, New York, 1901; 797.

1459. ROUSSEL. — Considérations sur l'alimentation lactée par le lait de chèvre. *Bull. méd.*, XV, Paris, 1901 ; 328-329.

1460. SAUSAILOFF. — Ueber die künstliche Ernährung der Säuglinge mit sterilisirter Milch. *Schmidt's Jahrb.*, CCLXX, Leipzig, 1901; 204.

1901 1461. SCHLESINGER (E.). — Wie ernähren wir am besten den Säugling mit der Flasche? *Berlin*, 1901, Steinitz, 8º.

1462. SCHLESINGER (E.). — Ueber Säuglingsernährung mit Vollmilch. *Berlin. klin· Woch.*, XXXVIII, 1901; 190-194. — *Centralbl. f. Kinderh.*, VI, Leipzig, 1901; 305.

1463. SCHMIDT (A.). — Ein Beitrag zur Säuglingsernährung. Demonstration. *Verhandl. d. 17. Vers. d. Gesellsch. f. Kinderh... in Aaahen*, (1900). Wiesbaden, 1901; 214-217, 239-242.

1464. SIEGERT (F.). — Erfahrungen mit der nach von Dungern gelabten Vollmilch bei der Ernährung des gesunden und kranken Säuglings. *München. med. Woch.*, XLVIII, 1901; 1164. — *Centralbl. f. Kinderh.*, VI, Leipzig, 1901 ; 306.

1465. SUSAILOW (M.-A.). — (Modifications que la pasteurisation fait subir au lait; allaitement des nourrissons avec du lait de vache stérilisé.) *Vrach*, XXII, St. Pétersbourg, 1901; 152. — *Ztschr. f. Unters. d. Nahrungs-& Genussmittel*, IV, Berlin, 1901; 892.

1466. TOUSSAINT (J.). — Le lait de chèvres de races sélectionnées. Son rôle dans l'allaitement. *Paris*, 1901, C. Naud, 61 p. 8º. (*Thèse.*)

1467. VARIOT (G.). — Emploi méthodique du lait stérilisé industriellement pour l'allaitement artificiel dans les grandes villes. *Compt. rend. XIIIᵉ Cong. internat. de méd.*, *Paris, 1900. Sect. de méd. de l'enf.*, Paris, (1901); 72-81, (disc.) 82-83.

1468. X... — La « Goutte de lait » et les consultations de nourrissons. *Gaz. d. mal. inf.*, III, Paris, 1901; 145.

1469. X... — La « Goutte de lait » de Versailles. *Arch. de méd. d. enf.*, IV, Paris, 1901 ; 361-364.

1470. X... — Municipal authorities and the feeding of infants. *Lancet*, London, 1901, II; 608, 814.

1471. ZAHORSKY (J.). — Substitute infant feeding by laboratory milk. *St. Louis M. Rev.*, XLIII, 1901; 235-239.

XIX. — LAITS MODIFIÉS ET SUCCÉDANÉS

1791 1472. JŒHRIG (J.). — Entdeckung eines natürlichen, sehr nutzbaren Milchpulvers. *Crell's chem. Ann.*, 1791, Helmstädt, I; 514.

1835 1473. MOUCHON (E.) FILS. — Note sur la préparation d'un sirop d'orgeat au lait. *Bull. gén. de thérap. méd. & chir.*, VIII, Paris, 1835; 115.

1866 1474. LIEBIG (J. VON). — Suppe für Säuglinge. Mit Nachträgen in Beziehung auf ihre Bereitung und Anwendung. (2. Aufl.) *Braunschweig*, 1866, F. Vieweg & Sohn, 35 p. 12º.

1873 1475. YAPP (G.-W.). — Artificial milk. *Food J.*, III, London, 1873; 23.

1876 1476. BANZE (C.). — Dr. Biedert's Rahmgemenge. Einige Versuche mit demselben als Kindernahrungsmittel. *Jahrb. f. Kinderh.*, n. F., IX, Leipzig, 1876 ; 76-80.

1477. FRANKLAND. — A substitute for mother's milk. *San. Rec.*, IX, London, 1879 ; **1879** 104.

1478. MARTIN. — Biedert's Kindernahrung. *Jahrb. f. Kinderh.*, n. F., XVIII, Leipzig, **1882** 1882; 239-253.

1479. WOOD (Ç.-J.). — Food for infants and invalids. *London*, 1884, 92 p. 8°. **1884** (Health Exhibition. Handbooks.)

1480. BRUSH (E.-F.). — The use of commercial milk-sugar in infant-feeding. **1890** *Arch. Pediat.*, VII, Philadelphia, 1890; 605-610. — VIII, 1891 ; 358.

1481. BLACKADER. — Infants' food. (Abstr.) *Arch. Pediat.*, IX, New York, 1892; **1892** 67-69.

1482. MELLIN (G.). — How to feed babies and invalids. (*Peckham*), 1893, 155 p. 8°. **1893**

1483. NORTHRUP (W.-P.). — A fresh and uncontaminated milk supply for New York ; " modified milk " by prescription. (Abstr.) *Arch. Pediat.*, X, New York, 1893 ; 950.

1484. HYATT-WOOLF (CH.). — Food frauds and foods that feed : being an exposure **1897** of some commercial shams and some advice on what to eat, etc. (Chapter IV & V : Fresh milk. Nestlé's condensed milk. Infants' and invalid's food.) *London*, (1897), Simpkin, Marshall, Hamilton & Kent, 146 p. 8°.

1485. BESANA (C.). — Il latte umanizzato secondo il metodo Gœrtner. *Ann. d. r. Staz. speriment. di caseificio di Lodi*, (1897). Lodi, 1898, 8°.

1486. RANSOM (W.-B.). — Infant foods and scurvy rickets. *Lancet*, London, 1899, II; **1899** 1256. — *Med. Rev.*, London, 1899, II ; 143.

1487. SONNENBERGER. — a) Ueber eine bisher nicht genügend beachtete Ursache **1900** hoher Säuglingssterblichkeit. — b) Ueber Kindermilch. (Ref.). *München. med. Woch.*, XLVI, 1899 ; 1575. — *Centralbl. f. Kinderh.*, V, Leipzig, 1900; 9.

1488. BUTTENBERG (P.). — Ueber die Herstellung und chemische Zusammensetzung der Ersatzmittel für Muttermilch. *München. med. Woch.*, XLVII, 1900; 1714. — *Maly's Jahresbericht*, XXX, Wiesbaden, 1901; 229.

1489. GERNSHEIM (FR.). — Zur Behandlung des Brechdurchfalls mit Biedert'schem (künstlichem) Rahmgemenge. *München. med. Woch.*, XLVII, 1900 ; 1627. — *Centralbl. f. Kinderh.*, VI, Leipzig, 1901; 104.

1490. HUTCHINSON (R.). — Food and the principles of dietetics. (Chapter XXVI. The principles of feeding in infancy and childhood : other substitutes for human milk : (peptonized milk, condensed milk, proprietary food; feeding of older children.) *London*, 1900, E. Arnold, XVIII-548 p. 8°. (With plates & diagr.)

1491. MONTI. — Les principes scientifiques pour la production d'une nourriture presque équivalente au lait de femme. *Compt. rend. XIIIᵉ Cong. internat. de méd.*, Paris, 1900. Sect. d. mal. de l'enf., Paris, (1901); 46-61, (disc.) 82-88.

1492. TRIPKE. — Oster'sches Kinder-Milchpulver, ein neues Kindernahrungsmittel. *Kinder-Arzt*, XI, Leipzig, 1900; 121-125.

1493. ZAPPERT (J.). — Ueber neuere Mittel zur Säuglingsernährung. *Wien. klin. Woch.*, XIII, 1900 ; 1196-1200.

1494. BENAROYA (M.). — Die künstlichen Nährpräparate, ihr Werth und ihre Bedeu- **1901** tung für die Kranken-und Kinderernährung. *Berlin*, 1901, 8°. (*Inaug.-Diss.*)

1901   1495. Biedert & Oppenheimer. — Vollmilch, Kuhmilchverbesserung und Mutter-milch. *Arch. f. Kinderh.*, xxxii, Stuttgart, 1901 ; 266-274.

1496. Boorsma (W.-G.). — Lahmann's « plantaardige melk » en kanari-zaden-emul-sie als tœvœgsel tot de melk voor zuigelingen (Le lait « végétal » de Lahmann addi-tionné au lait, dans l'alimentation des nourrissons). *Geneesk. Tijdschr. v. Nederl. Indië*, lxi, Batavia, 1901 ; 510-530.

1497. Cattaneo (C.). — Sull'impiego del lacto-somatose nella pratica pediatrica. *Rendic. d. Assoc. med.-chir.*, ii, Parma, 1901 ; 30.

1498. Comby (J.). — Scorbut infantile (et disc.). *Bull. & mém. Soc. méd. d. hôp. de Paris*, 3e s., xviii, Paris, 1901 ; 861-865.

1499. Deshayes. — Lait maternisé, stérilisé, etc. *Tribune méd.*, 35e année, Paris, 1901 ; 268-270.

1500. Dungern (von). — Eine praktische Methode um Kuhmilch leichter verdaulich zu machen. *Molkerei-Ztg.*, xi, Berlin, 1901 ; 27.

1501. Gregor (K.). — Ueber die Verwendung des Leims in der Säuglingsernährung. *Centralbl. f. inn. Med.*, xxii, Leipzig, 1901 ; 65-78. (1 Fig.)—*Centralbl. f. Kinderh.*, vi, Leipzig, 1901 ; 142.

1502. Griffith (J.-P.-C.). — Percentage and laboratory feeding. *Philadelphia M. J.*, vii, 1901 ; 526-530. (3 diagr.)

1503. Hamilton (E.). — Percentage modification of cow's milk for infant-feeding. *Amer. J. Obst.*, xliv, New York, 1901 ; 487-492.

1504. Herrman (Ch.). — A simple apparatus for modifying cow's milk. *New York M. J.*, lxxiii, 1901 ; 459. (1 fig.)

1505. Holt (E.). — The home modification of milk for infant feeding. *Philadelphia M. J.*, vii, 1901 ; 35-38.

1506. Jacobi (A.). — Der Milchzucker in der Säuglingsnahrung. *New York. med. Woch.*, xiii, 1901 ; 401-414.

1507. Jacobi (A.). — Milk-sugar in infant feeding. *Arch. Pediat.*, xviii, New York, 1901 ; 801-811.

1508. Keller (A.). — La soupe'de malt dans la pratique. *Ann. de méd. & chir. inf.*, v, Paris, 1901 ; 229-238, 260-269.

1509. Keller (A.). — Die Malzsuppe in der Praxis. *Therap. d. Gegenwart*, xlii, Ber-lin & Wien, 1901 ; 57-68.

1510. Kregor (K.). — Ueber die Verwendung des Leims in der Säuglingsernährung. *Centralbl. f. inn. Med.*, xxii, Leipzig, 1901 ; 65-77.

1511. Levy (H.). — Ueber Galaktogen-Nährpräparate. *Deut. Praxis*, x, München, 1901 ; 20-22.

1512. Marsac. — Le lait maternisé. *Ind. lait.*, xxvi, Paris, 1901 ; 35.

1513. Monti (A.). — Die wissenschaftlichen Grundsätze zur Beschaffung einer der Frauenmilch nahezu gleichwerthigen Nahrung. *Arch. f. Kinderh.*, xxxi, Stuttgart, 1901 ; 27-46.

1514. Noer (J.). — Substitute infant feeding in general practice. (Abstr.) *Amer. J. Obst.*, xliii, New York, 1901 ; 430.

1515. NORTHRUP (W.-P.). — Substitute feeding of infants upon milk modified accor- **1901**
ding to prescription in laboratories. *New York M. J.*, LXXIII, 1901 ; 448-450.

1516. OLIG (AL.). — Ueber die Backhaus'sche Kindermilch. *Ztschr. f. Unters. d. Nahrungs-& Genussmittel*, IV, Berlin, 1901 ; 541-543.

1517. PAFFENHOLZ. — Ueber den derzeitigen Stand der Kindermilchfrage (und Disc.). (Sitzungsbericht vom 26. August 1900 der « Vereinigung niederrheinisch-west-phälischer Kinderärzte zu Düsseldorf.) *Centralbl. f. Kinderh.*, VI, Leipzig, 1901 ; 41-43. *Jahrb. f. Kinderh.*, 3. F., III, Berlin, 1901 ; 224. — *Arch. f. Kinderh.*, XXXI, Stuttgart, 1901 ; 97.

1518. PRECHTL (J.). — Ist Milchzucker ein vortheilhafter Zusatz zur Kindermilch? *Jahrb. f. Kinderh.*, 3. F., III, Berlin, 1901 ; 216-220. — *Centralbl. f. Kinderh.*, VI, Leipzig, 1901 ; 308.

1519. PRITCHARD (E.). — The pathogenesis and treatment of rickets. *Arch. Pediat.*, XVIII, New York, 1901 ; 99-107.

1520. ROSE (A.). — Giaourdi, ein griechisches Milchpräparat. *New York. med. Monatsschr.*, XIII, 1901 ; 144.

1521. ROTCH (T.-M.). — Cereals, emulsions and proteids in infant feeding. *New York M. J.*, LXXIII, 1901 ; 139-142.

1522. ROTCH (T.-M.). — The treatment of ther poteids of cow's milk. (Abstr.) *New York M. J.*, LXXIII, 1901 ;217.

1523. SALGE. — Künstliche Präparate für die Ernährung des Säuglings. (Kritische Rundschau.) *Ztschr. f. diät. & physik. Therap.*, V, Leipzig, 1901-1902 ; 314-316.

1524. SCHARLAU (G.-W.). — Der Ersatz der Muttermilch. *Stettin* (?) (s. d.), 6 p. 12º.

1525. SPRINZ (O.). — Ueber die Möglichkeit, sterilisirte Kindermilch und pasteuri-sirten Rahm herzustellen. *Berlin*, 1901, 30 p. 8º. (*Inaug.-Diss.*, Würzburg.)

1526. STARCK (VON). — Ueber die Stellung der sogen. Möller-Barlow'schen Krankheit, nebst Bemerkungen über Kindermilch. *München. med. Woch.*, XLVIII, 1901 ; 921-926.

1527. SÜSS (P.). — Ueber Kindermehle, insbesondere Dr. Klopfer's Kindermehl. *Pharmaceut. Centralh.*, XLII, Dresden, 1901 ; 663-665.

1528. TAYLOR (J.-M.) & WELLS (W.-II.). — Manual of the diseases of children. (Chap. IV. Feeding and food of infants and children.) *Philadelphia*, (2. ed.), 1901, P. Blakiston's Son & Co., 859 p. 8º. (Illustr.)

1529. THOMAS (J.-J.). — Laboratory feeding, with especial reference to the modified milk fund. (Abstr.) *Arch. Pediat.*, XVIII, New York, 1901 ; 799.

1530. TITTEL (C.). — Die Verwendbarkeit des Siebold'schen Milcheiweisses (Plasmon) in der Säuglingsernährung. *Therap. Monatsh.*, XV, Berlin, 1901 ; 119. — *Centralbl. f. Gynaek.*, XXV, Leipzig, 1901 ; 779.

1531. VARIOT (G.). — Un cas de maladie de Barlow causé par l'usage du lait maternisé. *Bull. & mém. Soc. méd. d. hôp. de Paris*, 3ᵉ s., XVIII, 1901 ; 213-219. — *Arch. de méd. d. enf.*, IV, Paris, 1901 ; 301. — *Tribune méd.*, 35ᵉ année, Paris, 1901 ; 207-210.

1532. WESTCOTT (TH.-S.). — A method for the differential modification of the proteids in percentage milk mixtures. *Amer. J. M. Sc.*, CXXII, Philadelphia & New York, 1901 ; 439-457.

1533. WHITE (F.-W.) & LADD (M.). — Whey-cream modifications in infant feeding.

1901 *Philadelphia M. J.*, VII, 1901; 218-223. — *Amer. J. M. Sc.*, CXXII, Philadelphia & New York, 1901; 107.

1534. WHITRIDGE (A.-H.). — The importance of instruction in medical schools on the modification of milk for prescription feeding. *Philadelphia M. J.*, VII, 1901; 225-228.

1535. ZAHORSKY (J.). — Mixed feeding of infants. *Pediatrics*, XI, New York, 1901; 208. — *Amer. J. M. Sc.*, CXXII, Philadelphia & New York, 1901; 230.

1536. ZELLNER (H.). — Ernährung, Ernährungsmittel, Nährpräparate. *Apoth.-Ztg.*, XVI, Berlin, 1901; 741, 753.

XX. — NOURRICES

1689 1537. GEHEMA (J.-A. VON). — Die sorgfältige und gewissenhafte Säugamme. *Bremen*, 1689, 8°.

1766 1538. DINOUART (L'ABBÉ). — Abrégé de l'embryologie sacrée, ou Traité des devoirs des prêtres, des médecins, des chirurgiens et des sages-femmes envers les enfans qui sont dans le sein de leurs mères. (2° éd.) *Paris*, 1766, Nyon, XXVIII-596 p. 12°. (Fig.) (Arrests concernant les sages-femmes et les nourrices, p. 521-570.)

1770 1539. G... (J.-E.). — Dissertation sur la dépopulation causée par les vices, les préjugés et les erreurs des nourrices mercenaires, etc. *In :* SAUVAGES (FR.-B. DE). Les chefs-d'œuvres de Monsieur... *Lausanne & Lyon*, 1770, II ; 245-344.

1540. LINNÉ. — La nourrice marâtre ou dissertation sur les suites funestes du nourrissage mercenaire, composée en latin par le chevalier Linné et traduite par M. J.-E. G... *In :* SAUVAGES (FR.-B. DE). Les chefs-d'œuvres de Monsieur... *Lausanne & Lyon*, 1770, II; 213-244.

1779 1541. SUE LE JEUNE. — Essais historiques, littéraires et critiques sur l'art des accouchemens. Tome premier. Seconde partie. Recherches historiques, littéraires et critiques sur l'état des nourrices chez les Anciens et chez les Modernes. *Paris*, 1779, J.-F. Bastien, 8°.

1786 1542. UNDERWOOD. — Traité des maladies des enfants, auquel on a joint les observations de M. Armstrong. (Seconde partie. Chap. IX. Du choix des nourrices et du sevrage.) *Paris*, 1786, Th. Barrois jeune, XVI-486 p. 8°.

1796 1543. UDEN. — Diätetik der Säugenden. *Braunschweig*, 1796, 8°-

1803 1544. FLEISCH (C.-B.). — Handbuch über die Krankheiten der Kinder und über die medicinisch-physische Erziehung derselben bis zu den Jahren der Mannbarkeit. (1. Band. IV. Von den Ammen.) *Leipzig*, 1803-1812, F. G. Jacobäer, 5 vol. 8°.

1816 1545. RINNA A SARENBACH (E.). — De nutrica optima. *Viennæ*, 1816, 4°. (*Diss.*)

1834 1546. DUGÈS (A.). — Nourrices. *In :* Dictionnaire de médecine et de chirurgie pratiques, XII, *Paris*, 1834; 84-88.

1547. Dubbers (G.). — De nutrice eligenda. *Kilæ* (?) 1846, 8°. (*Diss.*) **1846**

1548. Zuchholdt (A.). — De noxiis consuetudinis nutrices temere adhibendi. *Berolini*, 1848, 8°. (*Diss.*) **1848**

1549. Ribes (A.). — Des maladies des seins chez les nourrices. *Paris*, 1849, 36 p. 4°. (*Thèse.*) **1849**

1550. Parish (W.-H.). — Wet nurses. *In :* Keating. Cyclopaedia of the diseases of children. I, *Edinburgh & London*, 1892 ; 330-336. **1892**

1551. Dauchez (H.). — Doit-on conserver une nourrice atteinte d'une maladie aiguë ? *Rev. gén. de clin. & thérap.*, vii, Paris, 1893 ; 403. **1893**

1552. Miller (C.). — Das Buch von der Amme. *Berlin*, 1893, 12°.

1553. Schlichter (F.). — Anleitung zur Untersuchung und Wahl der Amme. *Wien*, 1894, J. Safár, 68 p. 8°. (5 Abbild.) **1894**

1554. Segalá y Estalella (M.). — Lactantia mercenaria en Barcelona. Datos estadisticos referentes à la misma. *Barcelona*, 1899, Serra y Russell, 16 p. 8°. **1899**

1555. Combe-Laboissière. — Le lait d'une nourrice atteinte de diphtérie est-il toxique ? *Bull. Soc. méd.-chir. de la Drôme et de l'Ardèche*, I, Valence, 1900 ; 150-152. **1900**

1556. Natier (M.). — Syphilis tertiaire du nez chez une jeune fille. Infection, au cours de l'allaitement, par la nourrice. Séquestres et polypes muqueux. *Paris*, 1900, 24 p. 8°.

1557. Segalá y Estalella (M.). — Lactantia mercenaria. Condiciones que debe reunir una buena nodriza. Es conveniente la reglementación de la lactantia mercenaria ? En caso afirmativo, formúlese el consiguiente proyecto. (Primer concurso de la Academia del Cuerpo médico municipal de Barcelona. Tema 2°.) *Barcelona*, 1900, 56 p. 8°.

1558. Vargas (M.). — Sífilis hereditaria infantil. Contagio de una nodriza por el niño. *Med. de los niños*, I, Barcelona, 1900 ; 85-87.

1559. Variot (C.). — Les nourrices mercenaires et la stérilisation du lait. *Rev. philanthrop.*, viii, Paris, 1900-1901 ; 513-520.

1560. Berthod (P.). — Nourrissons et nourrices. *J. de méd. de Paris*, 2° s., xiii, Paris, 1901 ; 381. **1901**

1561. Bézy. — A propos des nourrices goitreuses. *Compt. rend. XIII° Cong. internat. de méd., Paris, 1900. Sect. de méd. de l'enf.*, Paris, (1901) ; 88-95.

1562. Breuillé (A.). — Les nourrices de la Seine. Ce que disent les médecins visiteurs et les dames visiteuses. L'allaitement artificiel. Le lait stérilisé, etc. *Aurore*, Paris, 2 sept. 1901.

1563. Brieux & Luguet (M.). — Les remplaçantes. Roman inédit. *Paris*, 1902, J. Rueff, 572 p. 12°.

1564. Combe-Laboissière. — Le lait d'une nourrice atteinte de diphtérie est-il toxique ? *Sage-femme*, v, Paris, 1901 ; 8-11.

1565. Guénot (E.). — Accidents provoqués chez le nourrisson au sein par l'alcool qu'absorbe sa nourrice. Régime de la nourrice pour les boissons. *Gaz. d. hôp.*, lxxiv, Paris, 1901 ; 291. — *Arch. de méd. d. enf.*, iv, Paris, 1901 ; 567. — *Jahrb. f. Kinderh.*, 3. F., iv, Berlin, 1901 ; 233.

1566. Pestalozza (F.). — Il medico e la scelta della nutrice. *Bambino*, iii, Vicenza, 1901 ; (n. 3) 11.

1901   1567. Rue (H.). — Nouvelle étude sur la révision de la loi Roussel. *Toulouse*, 1901, Impr. Saint-Cyprien, 86 p. 8º.

1568. Valdameri (A.).— I moderni bisogni della beneficenza baliatica : conferenza. *Milano*, 1901, 25 p. 8º. — *Gior. d. r. Soc. ital. d'ig.*, xxiii, Milano, 1901; 160.

1569. Vámos (J.). — Surveillance médicale des enfants placés en nourrice. *Compt. rend. Cong. internat. p. l'enf.*, *Budapest*, (1899). Budapest, 1901; 117-120.

1570. Vargas (M.). —Consejos á las madres sobre las nodrizas y los baños. *Med. de los niños*, ii, Barcelona, 1901; 314-316.

1571. X... — Les « remplaçantes » au iiᵉ siècle après Jésus-Christ (Feuilleton). *J. de méd. de Paris*, 2ᵉ s., xiii, Paris, 1901; 147.

XXI. — BIBERON.

1862   1572. Beaugrand (E.). — Dangers des biberons et bouts de sein en caoutchouc vulcanisé contenant du zinc ou du plomb. Ordonnances rendues en Allemagne sur ce sujet. (Anal.) *Ann. d'hyg.*, 2ᵉ s., xvii, Paris, 1862; 444.

1874   1573. Smith (E.). — On feeding-bottles. *San. Rec.*, i, London, 1874; 211.

1897   1574. Freeman (R.-G.). — A bottle of improved form for pasteurizing milk and for nursing. *Arch. Pediat.*, xiv, New York, 1897; 447.

1898   1575. Du Mesnil (O.). —Biberon à tube; interdiction de fabrication et de vente sollicitée par la Société de l'allaitement maternel. *Rec. d. trav. du Comité consult. d'hyg. publ. de France*, (1897). xxvii, Melun, 1898; 13-19.

1900   1576. Variot (G.). — Présentation d'un nouveau biberon gradué. Réflexions sur la graduation physiologique des biberons et sur l'utilité d'inscrire sur le verre les quantités de lait pour chaque tétée variant suivant l'âge des enfants. *J. d. praticiens*, xiv, Paris, 1900 ; 825.

1901   1577. Deschamps & Josias. — Sur les dangers du biberon à tube. Rapport fait au Préfet de police et au Conseil d'hygiène de la Seine. *Compt. rend. d. séances du Conseil d'hyg. du départ. de la Seine*, vii, Paris, 1901 ; 166, 190. ⋅⋅⋅ *Rev. d'hyg.*, xxiii, Paris, 1901 ; 371.

1578. Schmidt (A.). — Die Fehler der Saugflaschen und ihre Vermeidbarkeit. Ein Beitrag zur Säuglingsernährung. *München. med. Woch.*, xlviii, 1901; 22. (1 Fig.) — *Centralbl. f. Kinderh.*, vi, Leipzig, 1901 ; 136-140. — *Jahrb. f. Kinderh.*, 3. F., iv, Berlin, 1901 ; 231.

TABLE DES NOMS D'AUTEURS

A

B

C

D

E

F

G

H

I

J

K

L

M

N

Q

R

S

T

U

V

W

X

Y

Z

FIN

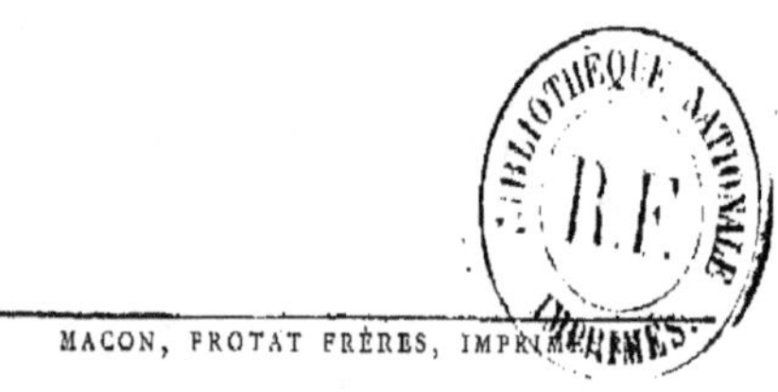